Dr. Nicole Schaenzler



# *Endlich* HEILUNG *für den* REIZDARM

*Wirksame Therapien gegen Dünndarmfehlbesiedelung*

# INHALT

## ANHANG

## BAKTERIEN AUF IRRWEGEN

Bakterien bilden in unserem Darm ein hochaktives Ökosystem. Eine wahre Flut von Studien hat in den letzten Jahren gezeigt, wie wichtig diese Bakterien für unsere Gesundheit sind.
Inzwischen wissen wir jedoch auch: Sie entfalten nur dann ihre positiven Wirkungen, wenn sie an der richtigen Stelle, nämlich vor allem im Dickdarm, sitzen. Andernfalls können sie eine Vielzahl von Beschwerden verursachen – allen voran chronische Reizdarmbeschwerden, von denen hierzulande Millionen Menschen betroffen sind. »*Small intestinal bacterial overgrowth*« oder kurz SIBO heißt die Darmerkrankung, bei der sich die Dickdarmbakterien fälschlicherweise im Dünndarm ausgebreitet haben. Und immer deutlicher wird: SIBO gehört zu den wichtigsten Auslösern des Reizdarmsyndroms. Die Erkrankung ist hierzulande jedoch erst in jüngster Zeit in den Fokus gerückt. Deshalb hinkt Deutschland im Vergleich zu den USA oder Australien hinterher – sowohl, was die Diagnostik, als auch, was die Therapie von SIBO betrifft. Viele bewährte (pflanzliche) Substanzen und Zubereitungen sind bei uns nicht erhältlich – auch wenn Studien ihre Wirksamkeit belegen.
SIBO ist nicht nur eine sehr unangenehme, sondern auch eine hartnäckige Erkrankung. Oft gelingt es erst mit einer mehrgleisigen Therapiestrategie, eine nachhaltige Besserung zu erzielen. Die wichtigsten Behandlungsansätze stelle ich Ihnen in diesem Buch vor. Im Idealfall steht Ihnen bei der Behandlung ein erfahrener Therapeut zur Seite, der mit Ihnen alle Schritte individuell auf Ihr Krankheitsbild und Ihre Bedürfnisse abstimmt – damit es Ihnen bald wieder besser geht!

Dr. Nicole Schaenzler

# REIZDARM – KRANKHEIT IN NEUEM LICHT

Bauchkrämpfe, Völlegefühl, Blähungen, aber auch plötzlicher Stuhldrang, Verstopfung, Durchfall – wer an einem Reizdarmsyndrom leidet, kann mit der gesamten Palette an Verdauungsstörungen konfrontiert sein. Inzwischen ist das Krankheitsbild aber klar definiert, sodass der erfahrene Arzt ein Reizdarmsyndrom sicher von anderen Darmerkrankungen abgrenzen kann. Und auch was die Auslöser betrifft, ist die Medizin ein großes Stück weitergekommen – und hat damit den Weg für neue Therapieansätze bereitet.

# Rumoren und Aufruhr im Darm

Spazierengehen? Eine längere Autofahrt? Geht nur, wenn unterwegs Toiletten erreichbar sind! Ein wichtiges Meeting? Ein Kinobesuch? Stress pur, wenn wieder mal zu viel Luft im Bauch ist und sich peinliche Gerüche und Geräusche kaum vermeiden lassen ...

## VON »FUNKTIONELL« ZU »ORGANISCH« – DAS NEUE REIZDARMVERSTÄNDNIS

Menschen mit einem Reizdarm müssen immer wieder erleben, dass ihre Verdauung zum alles bestimmenden Faktor ihres privaten und beruflichen Alltags wird. Eine enorme Bürde, die danach schreit, akute Beschwerden nicht nur für den Moment zu mildern, sondern möglichst dauerhaft unter Kontrolle zu bekommen. Das ist nicht leicht – aber es ist machbar, wie ich Ihnen in den folgenden Kapiteln dieses Buches zeigen werde. Denn auch wenn der Reizdarm die medizinische Fachwelt weiterhin noch vor einige Rätsel stellt, verstehen die Experten das Wesen der Erkrankung doch zunehmend besser. Die wichtigste Erkenntnis: Das Reizdarmsyndrom ist nicht, wie jahrzehntelang definiert, eine rein funktionelle Störung ohne organische Ursache. Es handelt sich auch nicht um eine psychogene, das heißt primär psychisch bedingte, und erst recht nicht um eine eingebildete Krankheit –

### BEGRIFFLICHKEITEN

Die lange Zeit gültige Annahme, dass es sich bei einem Reizdarm um »Verdauungsbeschwerden ohne Ursache« handelt, spiegelt sich auch in den üblichen Begrifflichkeiten wider – nicht zuletzt in der aktuell gängigen Bezeichnung »Reizdarmsyndrom« (RDS, Colon irritabile, Irritable bowel syndrome, IBS). »Syndrom« soll dabei als Hinweis darauf verstanden werden, dass es sich beim Reizdarm um ein Krankheitsbild handelt, das mit einer Summe von unterschiedlichen Symptomen in verschiedenen Schweregraden und Verläufen einhergeht, ohne dass ihnen eine Krankheitsursache zugeordnet werden kann. Und auch die Leitlinien der Deutschen Gesellschaft für Gastroenterologie, Verdauungs- und Stoffwechselkrankheiten (DGVS) sprechen vom Reizdarmsyndrom als einer »symptomdefinierten Erkrankung des gesamten Darmtrakts«. Inzwischen kristallisiert sich jedoch immer deutlicher heraus: Das gängige Bild muss korrigiert werden – die Begriffe passen nicht mehr.

tatsächlich war früher sogar von »Kolonneurose« die Rede. Im Gegenteil lässt sich neuerdings sicher sagen: Der Reizdarm ist durchaus ein organisches Leiden – hervorgerufen durch konkrete körperliche Veränderungen, die eindeutig im Darm lokalisiert sind. Und weil der Darm ein unglaublich komplexes Organ mit verschiedenen Abschnitten für unterschiedliche Aufgaben ist, das zudem mit einem eigenen Immunsystem, einem eigenen Nervensystem und sogar einem eigenen Ökosystem ausgestattet ist, kann jede noch so kleine Veränderung in einem dieser Systeme eine Kettenreaktion in Gang setzen, die auch die anderen Systeme in Mitleidenschaft zieht. Dies erklärt, weshalb sich bei einem Reizdarm meist verschiedene Störungen im Darm finden lassen – wobei die eine Störung oftmals die andere bedingt und umgekehrt.

### Veränderte Sichtweisen dank intensiver Forschung

Das neue Verständnis für die Erkrankung wäre nicht ohne das enorme Interesse gewachsen, das die Forschung dem Darm seit einigen Jahren entgegenbringt. Das Ziel, zu beweisen, dass der Darm sehr viel mehr ist als nur eines von mehreren Verdauungsorganen, haben die Wissenschaftler erreicht. Tatsächlich haben sie viele, bis dahin unbekannte Fakten über den Darm und sein komplexes Innenleben zutage gefördert, was zu ganz neuen Sichtweisen geführt hat. Dazu gehört zum Beispiel, dass der Darm über ein sogenanntes Bauchhirn verfügt: ein dicht geknüpftes Nervennetz, das die Muskeln der Darmwand von der Speiseröhre bis zum After umschlingt und das dem Nervensystem im Gehirn in vielem auffallend ähnelt, in mancherlei Hinsicht sogar mit ihm identisch ist. So haben beide Systeme dieselben Zelltypen und Rezeptoren – und sie produzieren die gleichen Botenstoffe, zum Beispiel Serotonin, Dopamin oder Acetylcholin.

## Das Bauchhirn – reger Austausch zwischen Kopf und Bauch …

Das Bauchhirn – von den Medizinern auch enterisches (= darmeigenes) Nervensystem genannt – ist nicht nur der zentrale Motor der Verdauung, sondern befindet sich auch in permanentem Austausch mit dem Gehirn. Diese Erkenntnis hat, wie Sie später noch genauer erfahren werden, gerade auf das Krankheitsbild Reizdarm ein neues Licht geworfen. An dieser Stelle erst einmal so viel: Durchfall, Verstopfung, Bauchkrämpfe oder Blähungen – diese und andere Verdauungsbeschwerden können allesamt Folgen einer Regulationsstörung im Bauchhirn sein.
Doch nicht nur der Darm ist in den vergangenen Jahren vom Tabuthema zum vielbeachteten Superorgan avanciert – auch seine Zigmilliarden winzigen Bewohner, die Darmbakterien, sind in den Fokus der Wissenschaftler gerückt.

## … und auch das Darmmikrobiom wirkt mit

Früher sprach man von »Darmflora«, wenn von den winzigen Darmbewohnern die Rede war, heute bevorzugen die Wissenschaftler den Begriff »Darmmikrobiom« (*mikro* = klein, *biom* = Großlebensraum, vorherrschende Lebensgemeinschaft).
Denn nicht nur Bakterien und Archaeen (früher Urbakterien genannt), sondern auch Viren und Pilze gehören zum darmeigenen Mikrobenbereich. Die Mikrobiomforschung, die unter anderem den Einfluss eines gestörten Mikrobioms auf die Entstehung von Krankheiten untersucht, läuft auf Hochtouren und hat der medizinischen Fachwelt bereits viele bahnbrechende Erkenntnisse beschert. So zum Beispiel, dass Darmbakterien eine Reihe von unterschiedlichen Botenstoffen produzieren, die auf vielfältige Art und Weise nicht nur auf den Darm, sondern auf praktisch alle Systeme

### AUF EINEN BLICK: DAS ENTERISCHE NERVENSYSTEM

Das enterische, also darmeigene Nervensystem …

… besitzt etwa 200 Millionen Nervenzellen. Sie agieren alle völlig autonom und setzen sämtliche wichtigen Nervenbotenstoffe frei, die man auch von den Nervenzellen des Gehirns kennt. Dazu gehören zum Beispiel Serotonin, Dopamin, Acetylcholin, Gamma-Aminobuttersäure (GABA) und Calcitonin Gene Related Peptide (CGRP).

… regelt die Verdauung bis ins letzte Detail. Dazu gehört beispielsweise, zu analysieren, wie die aufgenommene Nahrung zusammengesetzt ist, Verdauungssäfte freizusetzen und die Aufnahme der Nährstoffe zu steuern.

… beeinflusst die Durchblutung. Es steuert zudem die Darmbewegungen und damit auch den migrierenden motorischen Komplex (siehe Seite 53).

… regelt die Darmentleerung.

… ist mit den Immunzellen im Darm in Kontakt und hat damit Einfluss auf das gesamte Immunsystem im Körper.

… sorgt dafür, dass alle Funktionen zeitgleich ablaufen und aufeinander abgestimmt sind.

im Körper Einfluss nehmen. Viele Experten verstehen das Darmmikrobiom deshalb inzwischen als eigenständiges Organ. Sie sehen es als eine enorm wichtige, wenn nicht sogar die wichtigste Instanz in unserem Körper. Der Zustand des Mikrobioms kann demnach über Gesundheit und Krankheit entscheiden.

## DARM-HIRN-ACHSE – DIREKTLEITUNG IN ZWEI RICHTUNGEN

Fakt ist: Darmbakterien stehen nicht nur in ständigem Kontakt mit anderen Organen, sondern tauschen sich auch mit unserem Immunsystem aus. Und wie man seit Kurzem weiß, sind sie außerdem eng mit dem sensiblen Nervennetz im Bauch verbunden. Auf diese Weise haben sie auch einen direkten Draht zum Gehirn. »Darm-Hirn-Achse« nennen die Wissenschaftler das ausgeklügelte Kommunikationssystem, über das der Informationstransfer zwischen Kopf und Bauch stattfindet.

Dabei erhält das Bauchhirn nicht nur Anweisungen aus dem Gehirn, sondern sendet selbst Signale dorthin, und zwar sogar sehr viele mehr als umgekehrt: 90 Prozent der Informationen werden von unten nach oben übermittelt, nur zehn Prozent werden als Befehle vom Kopf zum Darm gemeldet.

### *Vagusnerv und Darmbakterien – zentral für die interne Kommunikation*

Der direkteste Weg der Darm-Hirn-Kommunikation führt über den Vagusnerv. Als einer der größten Hirnnerven zieht er vom Gehirn bis hinab in den Bauchraum (genauer in den oberen Abschnitt des Dickdarms) und verschaltet so die Nervenzellen des enterischen Nervensystems mit der Basis des Gehirns.

Aber auch die Darmbakterien wirken rege an der Interaktion der beiden Nervensysteme mit, unter anderem, indem sie wichtige Nervenbotenstoffe, darunter psychoaktive Substanzen wie Serotonin und GABA (Gamma-Aminobuttersäure), oder kurzkettige Fettsäuren (siehe Seite 31) bereitstellen. Die Mikrobiomforschung hält den Beitrag der Darmbakterien für so wichtig, dass sie heutzutage sogar von »Mikrobiom-Darm-Hirn-Achse« spricht.

### ANTIBIOTIKA ALS AUSLÖSER FÜR CHAOS IM DARM

Für besonders schwere Turbulenzen im Darmmikrobiom sorgt eine Behandlung mit Antibiotika. Diese Arzneimittel sind hocheffektiv, wenn es darum geht, Bakterien abzutöten. Deshalb gehören sie zu den wichtigsten therapeutischen Maßnahmen bei der Bekämpfung einer bakteriellen Infektion. Doch bedauerlicherweise löschen sie nicht nur die schädlichen, sondern auch viele nützliche Bakterien des Darmmikrobioms aus. Einige Antibiotika (zum Beispiel Fluorchinolone oder Cephalosporine) erhöhen außerdem das Risiko für eine Infektion mit dem Bakterium Clostridioides difficile (früher Clostridium difficile) – in diesem Fall muss das Antibiotikum sofort abgesetzt werden.

Mögliche Folgen einer Antibiotikatherapie:
vor allem Durchfälle, aber auch andere Beschwerden wie Blähungen und Bauchschmerzen. Studien zeigen, dass es nach einer Behandlung rund ein Jahr lang dauern kann, bis die Schäden im Darmmikrobiom wieder behoben sind. Einige Bakterienstämme bleiben sogar vollständig verschwunden. Wissenschaftler sehen hier nicht nur einen der möglichen Auslöser für chronische Reizdarmbeschwerden, sondern auch dafür, dass sich Bakterien an der falschen Stelle im Darm ansiedeln. Da die Beschwerden allerdings auch erst Wochen nach Therapieende auftreten können, lässt sich ein direkter Zusammenhang mit der Antibiotikaeinnahme oft nicht mehr zweifelsfrei feststellen.

### *Mikrobiom – anfällig für Störungen*

Das Darmmikrobiom ist rund um die Uhr einer Vielzahl von unterschiedlichen Einflüssen ausgesetzt und damit anfällig für Störungen. Was wir essen, ob und welche Medikamente wir einnehmen, ob der Organismus gerade mit einer Erkrankung kämpft, aber auch, ob wir gestresst oder entspannt sind – diese und viele andere Faktoren wirken sich unmittelbar auf die Bakteriengemeinschaft im Darm aus. Im schlechtesten Fall kann das Darmmikrobiom dadurch so aus dem Lot geraten, dass krankmachende gegenüber nützlichen Darmkeimen die Oberhand gewinnen.

### *Veränderte Bakterienzusammensetzung bei Reizdarmbeschwerden*

Eine solche Dysbiose, wie die Mediziner ein gestörtes Gleichgewicht zwischen den Bakterienarten im Darm nennen, lässt sich bei einer ganzen Reihe von Erkrankungen beobachten. Dazu gehören nicht nur chronisch-entzündliche Darmerkrankungen wie Morbus Crohn und Colitis ulcerosa, sondern erstaunlicherweise auch Krankheiten, die wie zum Beispiel zahlreiche Autoimmunerkrankungen sowie psychische oder neurodegenerative Erkrankungen bislang nicht mit dem Darm und seinem Mikrobiom in Verbindung gebracht wurden. Auch für das Reizdarmsyndrom ist eine veränderte Zusammensetzung der Darmbakterien charakteristisch. Und es wird immer klarer: Im Darmmikrobiom liegt sehr wahrscheinlich der Schlüssel für die Wahl der richtigen Behandlungsstrategie. Doch es kommt nicht allein auf die Zusammensetzung der verschiedenen Bakterienarten beziehungsweise darauf an, inwieweit sich das Gleichgewicht in Richtung krankmachender Bakterien verschoben hat. Mindestens ebenso wichtig ist es, wo genau sich die Bakterien befinden.

## SIBO – ERSTE ANNÄHERUNG

Darmbakterien sind vor allem im Dickdarm beheimatet, im Dünndarm kommen nur wenige und zudem überwiegend andere Bakterienarten vor. Der Darm kontrolliert die Bakterienverteilung in seinem Inneren streng. Die Mikrobiomforschung hat jedoch herausgefunden, dass die darmeigenen Vorrichtungen und Maßnahmen zum Schutz vor einer Wanderschaft der Bakterien in die falsche Richtung durch bestimmte Umstände (siehe Seite 72) außer Kraft gesetzt werden können. Die Folge: Dickdarmkeime dringen ungehindert in den Dünndarm vor, sie setzen sich dort fest und überwuchern ihn. Mittlerweile ist klar, dass diese eigentlich nicht vorgesehene Besiedelung kein unbedeutendes Versehen der Natur ist, sondern dass die falsch platzierten Bakterien den Dünndarm massiv in seiner Funktionsfähigkeit beeinträchtigen und schwere Folgen haben können. Diese neu entdeckte Krankheit wird *Small Intestinal Bacterial Overgrowth,* kurz SIBO, genannt, was so viel wie »übermäßiges bakterielles Wachstum im Dünndarm« bedeutet. Daneben ist auch der Begriff »Overgrowth-Syndrom« dabei, sich als Krankheitsbezeichnung zu etablieren.

### *Breites Spektrum an krankmachenden Folgen*

Das Spektrum an krankmachenden Auswirkungen einer bakteriellen Fehlbesiedelung des Dünndarms reicht von behandlungsbedürftigen Vitamin- und Mineralstoffmängeln bis hin zu chronischen Darmschleimhautentzündungen oder einer ausgeprägten Immunschwäche. Mit SIBO gibt es für diese Erkrankungen eine konkrete organische Ursache. Diese Ursache, die zudem relativ leicht nachgewiesen werden kann, geht mit einer Reihe von typischen Beschwerden einher. Und diese Beschwerden lassen sich von den typischen Symptomen eines Reizdarms kaum unterscheiden.

### *Wie viele sind betroffen?*

Inzwischen spricht vieles dafür, dass SIBO zu den wichtigsten Auslösern eines Reizdarms gehört. Doch noch sind einige Fragen offen – und die Experten sind sich auch nicht in allen Punkten einig. Unklar ist zum Beispiel, wie viele Personen mit chronischen Verdauungsproblemen überhaupt betroffen sind. Aktuelle Studien sowie zwei Metaanalysen, die die Ergebnisse mehrerer Studien zusammenfassen, legen nahe, dass die Anzahl der SIBO-Patienten auf jeden Fall deutlich höher ist als lange Zeit gedacht. Demzufolge lässt sich bei etwa der Hälfte der Patienten mit Reizdarmbeschwerden eine bakterielle Fehlbesiedelung des Dünndarms nachweisen. Einige Mediziner verweisen auf Untersuchungen, wonach die bakterielle Fehlbesiedelung des Dünndarms sogar noch häufiger vorkommt. Danach könnten mehr als 60 Prozent, womöglich sogar bis zu 75 Prozent der Patienten mit einem diagnostizierten Reizdarmsyndrom an SIBO erkrankt sein. Die Zahl der SIBO-Betroffenen geht somit in die Millionen.

### *Eine unterdiagnostizierte Erkrankung*

Viele der Patienten wissen allerdings gar nichts davon, dass sich in ihrem Dünndarm Bakterien festgesetzt haben, die dort nicht hingehören. Und das bedeutet: Sie bekommen auch nicht die Therapie, die sie brauchen, um ihre Beschwerden nachhaltig in den Griff zu bekommen. Wichtig ist es deshalb, anhaltende Bauchbeschwerden ärztlich abklären zu lassen und gemeinsam mit dem Arzt auch die Möglichkeit einer Dünndarmfehlbesiedelung in Betracht zu ziehen. Doch bevor wir uns eingehend mit SIBO und in der Folge auch mit den Therapiemöglichkeiten beschäftigen, stellt sich erst einmal die Frage, wie genau sich die »typischen« Reizdarmsymptome überhaupt äußern.

# Bauchschmerz und nichts stimmt mehr

Reizdarm ist unter den Magen-Darm-Erkrankungen die am häufigsten gestellte Diagnose. Allein in Deutschland sind 10 bis 15 Millionen Menschen betroffen, darunter auch Kinder und Jugendliche.

## REIZDARM – HOHE DUNKELZIFFER

Frauen leiden doppelt so oft unter einem Reizdarm wie Männer. Das Verhältnis verändert sich allerdings im höheren Lebensalter: Bei den über 50-jährigen Reizdarmpatienten fällt der Unterschied zwischen den Geschlechtern weniger deutlich aus. Insgesamt lässt sich die Erkrankungszahl jedoch nicht genau ermitteln, denn die Dunkelziffer ist hoch. Tatsächlich verzichten bis zu 30 Prozent der Betroffenen erst einmal darauf, ihre Beschwerden ärztlich abklären zu lassen. Dies ist jedoch nicht der einzige Grund, weshalb hierzulande durchschnittlich acht Jahre bis zur Diagnosestellung und Festlegung einer Therapiestrategie vergehen. Fakt ist: Der Reizdarm ist ein ausgesprochen variables Krankheitsbild mit vielen Facetten, die auch für den erfahrenen Therapeuten diagnostisch nicht immer leicht einzuordnen sind.

## HETEROGENES KRANKHEITSBILD …

Tatsächlich können die Erscheinungsformen eines Reizdarms von Patient zu Patient höchst unterschiedlich sein. Beispielsweise haben viele Betroffene an manchen Tagen kaum, an anderen Tagen dafür umso heftiger mit Beschwerden zu kämpfen. Für andere sind die Symptome ein ständiger Begleiter: von mild und damit weitgehend beherrschbar bis hin zu stärker oder besonders stark ausgeprägt. Ebenso variieren Auslöser und Begleitumstände: Ein Großteil der Betroffenen berichtet, dass die Probleme grundsätzlich nach dem Essen schlimmer werden, wohingegen andere eine deutliche Verschlechterung ihrer Beschwerden insbesondere durch Stress und/oder körperliche Anstrengung beobachten.

## … MIT EINIGEN GEMEINSAMKEITEN

Es gibt aber auch Begleitumstände, die viele Reizdarmpatienten ganz ähnlich erleben. Dazu gehört zum Beispiel, dass sich die Reizdarmsymptome vor allem tagsüber bemerkbar machen. Tatsächlich ist es äußerst selten, dass jemand auch in der Nacht von Beschwerden heimgesucht wird. Typisch ist zudem, dass viele kurz vor dem Stuhlgang eine Verschlimmerung insbesondere der Bauchschmerzen verspüren, um dann nach dem Stuhlgang eine deutliche Linderung ihrer Beschwerden zu erleben.

### *Immenser Leidensdruck*

Die wichtigste Gemeinsamkeit ist jedoch: Alle, die mit Reizdarmbeschwerden kämpfen, haben einen hohen Leidensdruck – auch im Vergleich zu Personen mit chronisch-entzündlichen Darmerkrankungen wie Morbus Crohn und Colitis ulcerosa oder einer anderen chronischen Erkrankung. Und das bedeutet: Praktisch immer leidet auch die Psyche mit. Diesem Umstand tragen erstmals auch die aktuellen Diagnosekriterien Rechnung. Denn sie sehen vor, dass der Arzt es bei der Befunderhebung als wegweisende Indizien wertet, wenn die Symptome die Lebensqualität seines Patienten erheblich beeinträchtigen und er deswegen Hilfe sucht.
Als dritter Punkt zum Nachweis eines Reizdarmsyndroms muss festgestellt werden, dass sehr wahrscheinlich keine anderen Krankheiten für die Beschwerden verantwortlich sind. So weit die derzeit gültigen diagnostischen Standards.

## HÄUFIGE SYMPTOME

Anders als noch frühere Versionen definieren die sogenannten ROM-IV-Kriterien, auf die sich die ärztliche Reizdarm-Diagnostik seit 2016 stützt, nun auch sehr klar die Schlüsselsymptome: Bauchschmerzen und Veränderungen des Stuhls!
Konkret bedeutet das: Wenn Sie in den letzten drei Monaten an mindestens einem Tag pro Woche Bauchschmerzen hatten und gleichzeitig von mindestens zwei Auffälligkeiten bezüglich Ihrer Stuhlgewohnheiten betroffen waren – zum Beispiel ein häufigerer beziehungsweise ein seltenerer Stuhlgang und eine veränderte Stuhlkonsistenz –, dann spricht bereits vieles dafür, dass Ihre Beschwerden von Ihrem Arzt auch als Reizdarmsymptome identifiziert werden können.

### *Schmerzen und Krämpfe im Bauch*

Reizdarmbegleitende Bauchschmerzen können mittel bis stark ausgeprägt sein, sie sind oft krampfartig bis kolikartig. Bei vielen Betroffenen treten die Bauchschmerzen bevorzugt vor oder während des Stuhlgangs auf, um dann danach wieder deutlich nachzulassen. Aber es kommt auch vor, dass sich der Schmerz nach dem Stuhlgang verschlimmert, meist hervorgerufen durch das Gefühl, dass die Darmentleerung nicht vollständig war. Lokalisiert werden die Schmerzen häufig im Unterbauch, sie können aber auch diffus über den ganzen Bauch verteilt sein.

### *Stuhlveränderungen – von Durchfall bis Verstopfung*

Veränderungen in Farbe und Konsistenz des Stuhls, aber auch, wie oft man die Toilette aufsuchen muss oder ob die Stuhlentleerung Auswirkungen auf die Intensität der Beschwerden hat, sind hinweisgebend für einen möglichen Reizdarm.
Meist lassen sich entsprechende Veränderungen ziemlich gut beschreiben, zum Beispiel so:

- häufiger oder seltener Stuhlgang, das heißt entweder mehr als dreimal pro Tag oder weniger als dreimal pro Woche
- Veränderungen der Stuhlfarbe und Stuhlbeschaffenheit wie wässrig-breiiger oder zu harter (kotsteinartiger) Stuhl
- häufiger Wechsel zwischen Verstopfung und Durchfall – nicht selten innerhalb desselben Tages
- oft unangenehmer Geruch des Stuhls
- Schleimbeimengungen (aber kein Blut!) im Stuhl
- anhaltender Drang, zur Toilette gehen zu müssen
- nach der Stuhlentleerung das unangenehme Gefühl, dass diese unvollständig war

### BRISTOL STOOL CHART – BESCHREIBUNG DER STUHL-VARIANTEN

Wann sprechen Mediziner von verändertem Stuhlgang? Und wie kann man seinem Arzt beschreiben, was man in der Toilette sieht, ohne allzu sehr ins Detail gehen zu müssen? Hierzu wurde von Wissenschaftlern der Universität Bristol (England) die Bristol Stool Chart entwickelt, eine Skala, die anhand der Beschaffenheit des Stuhls sieben verschiedene Stuhltypen unterscheidet und Hinweise auf die Transportgeschwindigkeit der Nahrung durch den Darm gibt.

Typ 1: einzelne, feste Kügelchen mit der Größe von Nüssen (schwer auszuscheiden)
Typ 2: wurstartig, aber klumpig
Typ 3: wurstartig mit rissiger Oberfläche = nahezu optimales Wasser-Feststoff-Verhältnis
Typ 4: wurstartig mit glatter Oberfläche = optimales Wasser-Feststoff-Verhältnis
Typ 5: einzelne weiche, glattrandige Klümpchen (leicht auszuscheiden)
Typ 6: einzelne weiche Klümpchen mit unregelmäßigem Rand, ansonsten breiig
Typ 7: wässrig, ohne feste Bestandteile

Die Typen 1 und 2 weisen auf Verstopfung hin, Durchfall wird durch die Typen 5 bis 7 angezeigt. Die Typen 3 und 4 gelten als der »Idealstuhl«.

## *Weitere Verdauungsbeschwerden*

Meist leiden Reizdarmpatienten zusätzlich unter weiteren Verdauungsbeschwerden. Diese können einzeln, abwechselnd oder gleichzeitig auftreten, zudem können sie mal mehr, mal weniger intensiv ausgeprägt sein. Dazu gehören allen voran:

- Blähungen mit sichtbarem Blähbauch, oft mit starkem Abgang von Darmwinden (Flatulenzen)
- Völlegefühl, insbesondere nach den Mahlzeiten
- (nicht-saures) Aufstoßen
- Übelkeit

## *Begleiterscheinungen ohne Bezug zur Verdauung ...*

Zum Wesen eines reizdarmbedingten Krankheitsbildes gehört außerdem, dass viele Betroffene unter Symptomen leiden, die – zumindest auf den ersten Blick – keinen direkten Bezug zu einer Darmerkrankung haben. Besonders häufig treten Kopfschmerzen, Rücken- und Gelenkschmerzen, aber auch Herzbeschwerden (ohne Nachweis einer organischen Ursache) oder Probleme beim Wasserlassen (Blasenentleerungsstörungen) auf.

Viele Frauen machen darüber hinaus die Erfahrung, dass die Reizdarmbeschwerden während der Menstruation deutlich schlimmer werden, mitunter sogar auch nur dann auftreten.

Darüber hinaus sind bei Männern und Frauen folgende Begleiterscheinungen keine Seltenheit:

- Schlafstörungen
- Konzentrationsstörungen
- körperliche Schwäche
- Erschöpfung
- ein Gefühl des Benebeltseins *(Brain Fog)*

## *… jedoch mit Bezug zur Darm-Hirn-Achse*

Auffällig ist schließlich auch: Jeder dritte Patient mit einem chronisch gereizten Darm kämpft mit psychischen Beschwerden. Dazu gehören Stimmungsschwankungen oder eine übersteigerte Krankheitsfurcht, Depressionen oder allgemeine Angststörungen – und nicht selten alles gleichzeitig.

Die Reizdarmforscher sind sich sicher, dass die seelischen Beeinträchtigungen nicht allein mit dem hohen Leidensdruck durch die Erkrankung zu erklären sind. Im Gegenteil: Dass eine Darmerkrankung wie der Reizdarm mit psychischen Beschwerden einhergehen kann, ohne ein psychisches Leiden zu sein, lässt sich mit dem neuen Verständnis des Krankheitsbilds gut in Einklang bringen. Der Schlüssel liegt in der Wechselwirkung der beiden eng miteinander verschalteten Nervensysteme von Gehirn und Darm: Besteht eine Störung in der Darm-Hirn-Achse, sind falsche Informationsverarbeitungen auf beiden Ebenen möglich. Dann kann es passieren, dass sich zu einer chronisch gestörten Darmfunktion auch eine chronisch gestörte Wahrnehmung im Gehirn gesellt, die wiederum zur Folge haben kann, dass die dafür zuständigen Empfangsstationen (vor allem das limbische System) eigentlich normale Empfindungen aus dem Darm als unangenehm und sogar schmerzhaft interpretieren.

## *Interaktion in beide Richtungen*

Lange Zeit wurde in diesem Zusammenhang nur in eine Richtung gedacht: dass nämlich der Darm ein äußerst sensibles Organ ist, das auf starke Emotionen wie Angst, Ärger oder Stress mit einer Steigerung seiner Aktivitäten reagiert – bis hin zu Bauchkrämpfen und Durchfall. Aber die Untersuchungen der letzten Jahre haben gezeigt, dass dies andersherum genauso gilt. Die Darm-Hirn-

Achse macht es möglich, dass ein chronisch gereizter Darm über das Bauchhirn direkt auf bestimmte Hirnareale einwirkt – insbesondere auf die Bereiche, in denen gefühls- und verhaltenssteuernde Prozesse verarbeitet werden. Wie Beschwerden emotional bewertet werden, wird also nicht allein im Gehirn entschieden, sondern auch der Darm und sein Nervensystem sind beteiligt.

## *Auch das Darmmikrobiom ist involviert*

Die Forschung hat zudem nachgewiesen, dass auch das Darmmikrobiom einen Anteil daran hat, wenn die psychische Befindlichkeit beeinträchtigt ist. Zahlreiche Studien zeigen es deutlich: Als Produzent von Nervenbotenstoffen, darunter auch psychoaktive Hormone wie das »Glückshormon« Serotonin, und kurzkettigen Fettsäuren können die mikrobiellen Darmbewohner die Gefühls- und Stimmungslage über die Darm-Hirn-Achse sogar auf direktem Weg beeinflussen. Das bedeutet im Umkehrschluss: Veränderungen im Darmmikrobiom bleiben auch für die Psyche nicht folgenlos. Ist das Gleichgewicht zwischen den verschiedenen Arten der Darmbakterien gestört, gerät auch das darmeigene Botenstoffsystem in eine Schieflage. Dadurch ändert sich nicht nur die Signalvermittlung zwischen den Nervenzellen des Bauchhirns, sondern auch die zwischen den Darm- und Hirnnervenzellen – was dann womöglich auch der Entwicklung von psychischen Befindlichkeitsstörungen und Erkrankungen wie einer Depression Vorschub leistet. Für diese These spricht nicht zuletzt Folgendes: Werden Menschen, die an einer Depression oder Angststörung leiden, gezielt mit Probiotika, also mit lebenden Mikroorganismen wie Milchsäurebakterien oder Hefen behandelt, bessern sich die Symptome – sogar dann, wenn mit anderen (medikamentösen) Maßnahmen der angestrebte Therapieeffekt nicht erzielt werden konnte.

## DER DARM – DREH- UND ANGELPUNKT DER VERDAUUNG

Der Stuhl ist das Produkt der Verdauungsvorgänge im Darm. Abweichungen vom Idealstuhl (siehe Seite 22) zeigen also an, dass im Verdauungsablauf etwas Entscheidendes nicht stimmt. Menschen, die schon lange mit einem chronisch gereizten Darm zu kämpfen haben, können sich oft kaum mehr daran erinnern, wie es war, als ihre Verdauung noch reibungslos funktionierte – ohne Bauchkrämpfe, Stuhlgangprobleme und Blähungen. Werfen wir deshalb einen kurzen Blick auf den Weg, den die Nahrung mit dem ersten Bissen in unserem Körper nimmt und welche wichtige Rolle dem Darm dabei zukommt.

### *Gutes Kauen für eine gute Nahrungsverwertung*

Faktisch beginnt die Verdauung bereits im Mund, wo jedem einzelnen Bissen erste Verdauungsenzyme beigemengt werden. Doch schon hier kann einiges schiefgehen, vor allem dann, wenn wir zu hastig essen und nicht richtig kauen. Dann kann es passieren, dass Bestandteile des verzehrten Lebensmittels unverdaut im Darm landen – und so der Entstehung von Verstopfung, Blähungen und Durchfall Vorschub leisten. Deshalb raten Ärzte Patienten mit Verdauungsproblemen oft dazu, auf ihre Kaugewohnheiten zu achten und sich anzugewöhnen, jeden Bissen möglichst 25- bis 30-mal zu kauen, bevor sie ihn hinunterschlucken.

Für eine sorgfältige Zerkleinerungsarbeit im Mund spricht auch: Unzerkaute Lebensmittel sind für den Körper nur eingeschränkt nützlich. Denn Sinn und Zweck der Verdauung ist es, nutzbare Bestandteile der Nahrung für den Stoffwechsel verfügbar zu machen, um so die Körperzellen mit Energie und allen für sie wichtigen Baustoffen zu versorgen. Zugleich gilt es, Nicht-Verwertbares zügig wieder aus dem Körper hinauszubefördern – dies ist die Domäne des untersten Teils des Darms, des Mastdarms (Rektum), an den der Analkanal anschließt. Wobei »zügig« relativ ist: Abhängig davon, was wir essen, kann es bis zu 150 Stunden dauern, bis die unverdauten Nahrungsbestandteile wieder ausgeschieden werden.

### *Eiweißspaltung im Magen*

Bevor der Darm ins Spiel kommt, macht der Nahrungsbrei aber erst einmal im Magen Station. Dort wird ihm umgehend saurer Magensaft zugefügt, um Keime unschädlich zu machen und Enzyme zu aktivieren. Der Magen ist zwar in erster Linie ein Speicherorgan, doch auch für die Verdauung leistet er einen wichtigen Beitrag. Denn hier nimmt das Enzym Pepsin seine Arbeit auf, indem es die im Speisebrei enthaltenen Eiweiße in seine verdaulichen, das heißt verwertbaren, Bausteine spaltet. Ins Blut gelangen die aufgespaltenen Aminosäuren allerdings erst später, wenn sie über die Darmwand resorbiert werden. Kohlenhydrate und Fette bleiben im Magen weitgehend unangetastet, ihre Weiterverarbeitung übernimmt dann der Dünndarm.

### *Dünndarm: wichtigste Spielstätte der Verdauung …*

Von dem sieben bis acht Meter langen Muskelschlauch, der sich in komplex gewundenen Wegen bis zum After schlängelt und als Zwölffingerdarm (Duodenum) direkt am Magenausgang beginnt (siehe Seite 32), sind fünf bis sechs Meter dem dünnsten Teil des Darms, dem Dünndarm, vorbehalten. Dass der oberste zugleich der längste Darmabschnitt ist, macht Sinn, denn im Dünndarm findet die entscheidende Phase der Verdauung statt: Hier wird der Speisebrei systematisch in seine für den Organismus lebenswichtigen Bestandteile zerlegt. Zu diesem Zweck werden ihm schon im

Zwölffingerdarm die Verdauungssäfte der Bauchspeicheldrüse und Gallenblase zugefügt. Die eigentliche Aufspaltungsarbeit findet dann im schlingenreichen Mittelteil des Dünndarms, dem Leerdarm (Jejunum), und im unteren Dünndarmabschnitt, dem Krummdarm (Ileum), statt (siehe Seite 32).
Dabei kommen Enzyme zum Einsatz, die von der Schleimhaut des Dünndarms beigesteuert werden. Außerdem wird dem Nahrungsbrei bereits hier auch eine größere Menge Wasser entzogen.

### ... in direktem Austausch mit der Umwelt

Vor allem aber ist der Dünndarm ein Resorptionsorgan – und damit zuständig für die Aufnahme all der zerlegten Nahrungsbestandteile aus dem Darm ins Blut. Hierfür ist die Dünndarmschleimhaut mit unzähligen Zotten, Einsenkungen (Krypten) und bürstenartigen Ausstülpungen (Mikrovilli) ausgekleidet. Dadurch vergrößert sich die Kontaktfläche des Dünndarms mit der Nahrung um ein Vielfaches – man geht von rund 300 Quadratmetern aus. Transportproteine sorgen dann dafür, dass die zerlegten Zuckermoleküle aus den Kohlenhydraten, die Fettsäuren aus den Fetten und die Aminosäuren aus den Eiweißen durch die Darmwand in das Blut- und Lymphsystem geschleust werden. Der Dünndarm ist also der Ort, an dem der direkte Austausch mit der Umwelt erfolgt, damit kommt ihm zugleich eine überragende Bedeutung bei der Immunabwehr zu. Umso wichtiger ist es, dass in seinem Inneren keine Störfeuer lodern. Genau dazu kommt es jedoch, wenn sich dort Bakterien angesiedelt haben, die in diesem Darmabschnitt normalerweise nicht zu finden sind. Damit diese Störfeuer nicht auf das gesamte System Körper übergreifen, hilft praktisch nur eines: eine Dünndarmfehlbesiedlung möglichst frühzeitig zu erkennen und konsequent zu behandeln.

## *Ileozäkalklappe – das Tor zum Dickdarm*

Was der Dünndarm nicht verwerten kann, überlässt er dem Dickdarm. Das sind zum Beispiel die für unsere Gesundheit so wichtigen Ballaststoffe, die nur von den Dickdarmbakterien zerlegt werden können (siehe Seite 30). Bevor der Speisebrei dorthin gelangt, muss er jedoch erst einmal die Ileozäkalklappe (auch Ileozökalklappe oder Bauhin-Klappe) passieren, die sich am Übergang vom letzten Abschnitt des Dünndarms (terminales Ileum) zum Dickdarm befindet. Die rundlich geformte, aus Schleimhautfalten bestehende Ileozäkalklappe arbeitet wie ein Ventil und öffnet nur in eine Richtung – und zwar in Richtung Dickdarm.

So sollte es zumindest sein. Wenn die Ileozäkalklappe aber nicht einwandfrei funktioniert, kann das verheerende Folgen für den Dünndarm haben: Dann können Bakterien vom Dickdarm in den Dünndarm wandern, sich dort festsetzen und sich vermehren. Eine Fehlbesiedelung, die den Dünndarm in seiner Funktion erheblich beeinträchtigt – und so eine behandlungsbedürftige SIBO-Erkrankung hervorruft.

## *Endstation der Verdauung*

Im Dickdarm, der sich wie ein Rahmen um den Dünndarm herumwindet und mit seinen rund eineinhalb Metern deutlich kürzer als dieser ist, findet der Verdauungsprozess sein natürliches Ende. Ein letztes Mal wird der Speisebrei bearbeitet: Es werden ihm Salze und das restliche Wasser entzogen und es wird ihm viel Schleim beigemengt. Das Ergebnis ist – so sollte es zumindest sein – ein mittelbrauner, gleitfähiger, gut geformter Stuhl, der nun weiter zum Mastdarm transportiert wird. Hier wird er so lange gespeichert, bis die Zeit kommt, um über den Ausgang nach draußen befördert zu werden.

### *Durchfall oder Verstopfung – eine Frage der Transportgeschwindigkeit*

Die Geschwindigkeit, mit der der Speisebrei durch den Darm transportiert wird, ist entscheidend für die Beschaffenheit des Stuhlgangs: Transportiert die Darmmuskulatur den Nahrungsbrei zu schnell, wird ihm nicht genug Wasser entzogen – die Folge ist ein zu flüssiger Stuhl und das heißt: Durchfall. Wird der Speisebrei hingegen zu langsam durch den Darm transportiert, entstehen ein zu fester Stuhl und Verstopfung: Dem Nahrungsbrei wurde in diesem Fall zu viel Wasser entzogen.

## DARMBAKTERIEN ALS VERDAUUNGSHELFER ...

Ohne die Hilfe der Darmbakterien, die bei Erwachsenen gut zwei Kilo des Körpergewichts ausmachen, würden dem Körper viele der über die Nahrung zugeführten Nährstoffe verlorengehen, weil sie nicht verwertet werden könnten.

Die Verdauungsenzyme im Dünndarm können nämlich mit bestimmten Nahrungsbestandteilen, allen voran mit den komplexen pflanzlichen Kohlenhydraten, den Ballaststoffen, nichts anfangen. Die Bakteriengemeinschaft im Dickdarm dagegen schon: Die Dickdarmbakterien sind sogar darauf angewiesen, dass wir ihnen mit unserer Ernährung regelmäßig Ballaststoffe liefern. Bleibt die Zufuhr egal aus welchen Gründen aus, droht einem großen Teil von ihnen buchstäblich der Hungertod.

Es gibt jedoch Darmbakterienarten, die sich ihre Nahrung aus der Darmschleimhaut holen – eine wirksame Überlebensstrategie, die allerdings leider dazu beiträgt, dass die so wichtige Darmschleimhaut dünner und damit anfälliger für Schädigungen wird.

### ... und als Produzenten wertvoller Gesundheitsstoffe

Dies ist nur einer der Gründe, weshalb wir regelmäßig ausreichend Ballaststoffe essen sollten. Ein weiterer: Darmbakterien nutzen Ballaststoffe, um daraus wertvolle Substanzen herzustellen. Hierfür produzieren sie Enzyme, die die Ballaststoffe so verarbeiten, dass der Darm vor allem kurzkettige Fettsäuren erhält, allen voran Essigsäure (Acetat), Propionsäure (Propionat) und Buttersäure (Butyrat). Die kurzkettigen Fettsäuren gelten als Schlüsselsubstanzen für einen gesunden Darm, indem sie zum Beispiel der Entartung von Darmzellen und damit Darmkrebs vorbeugen, die Darmbewegungen anregen und auch die Immunabwehr im Darm stärken.

#### VORSICHTIGER UMGANG MIT BALLASTSTOFFEN BEI SIBO

So wertvoll Ballaststoffe für die Darmgesundheit auch sind, wenn sich Bakterien an der falschen Stelle im Darm angesiedelt haben, werden auch die Ballaststoffe an der falschen Stelle verstoffwechselt.

Patienten, deren Dünndarm mit Bakterien überwuchert ist, spüren dies oft unmittelbar: Nach dem Verzehr von ballaststoffreichen Lebensmitteln (zum Beispiel Vollkornprodukte, Hülsenfrüchte, bestimmte Gemüsesorten) stellen sich heftige Verdauungsbeschwerden wie Blähungen und Bauchkrämpfe ein – oder bereits bestehende Symptome verschlimmern sich. Mediziner werten diese Reaktionen deshalb als wichtigen diagnostischen Hinweis auf SIBO.

## AUF EINEN BLICK: DER DARM

Im Zentrum unseres Körpers befindet sich der Darm. Er ist unterteilt in die Bereiche Dünndarm – bestehend aus Zwölffingerdarm (Duodenum), Leerdarm (Jejunum) und Krummdarm (Ileum) –, Dickdarm und Mastdarm.

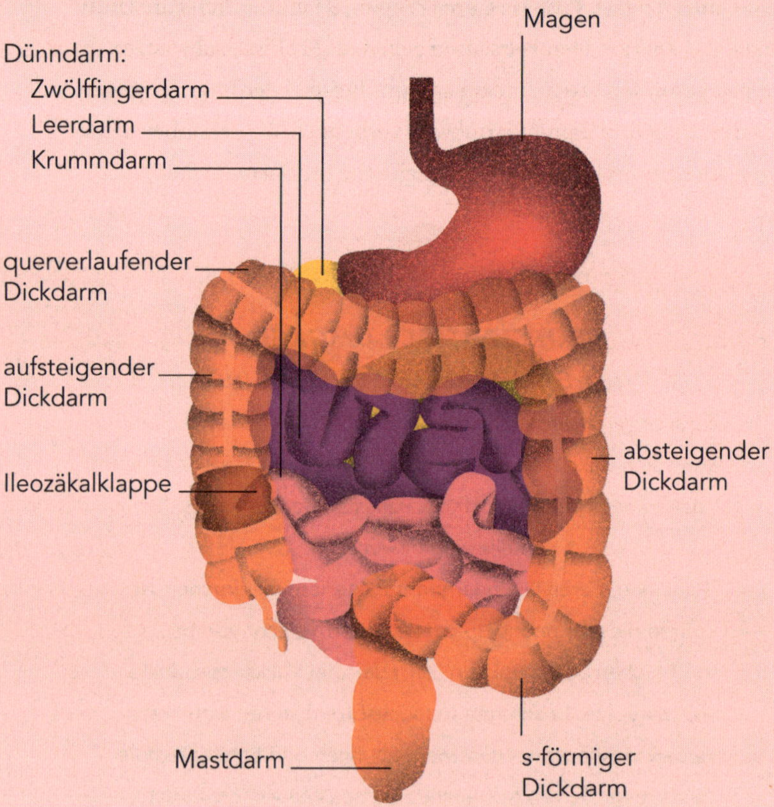

## VERÄNDERTE DARMTÄTIGKEIT – UND IHRE MÖGLICHEN AUSLÖSER

Das Krankheitsbild Reizdarm beschäftigt die Mediziner schon seit mehr als 100 Jahren. In jüngster Vergangenheit hat sich der Blick auf die Erkrankung aber entscheidend geändert. So hält ein Großteil der Wissenschaftler es inzwischen für sehr wahrscheinlich, dass es nicht den einen Reizdarm gibt, sondern dass der Begriff »Reizdarm« letztlich ein Oberbegriff für mehrere Krankheitszeichen ist, die wiederum verschiedene Auslöser haben können.
Es konnten mittlerweile verschiedene Reizdarm-Subtypen identifiziert werden, die sich durch ihre führenden Symptome gut voneinander unterscheiden lassen.

### *Die Subtypen des Reizdarmsyndroms*

Die hierzulande häufig herangezogene Einteilung der Subtypen richtet sich primär nach der Art der reizdarmbegleitenden Stuhlveränderungen, und zwar:

- Reizdarm, der vorwiegend mit Verstopfung (Obstipation) einhergeht (RDS-O)
- Reizdarm, bei dem Durchfall vorherrschend ist (RDS-D)
- Reizdarm mit dominierendem Wechsel zwischen Verstopfung und Durchfall (Mischtyp, RDS-M)
- Reizdarm, der momentan nicht zu den oberen drei Typen passt (RDS-U)

Andere Einteilungen berücksichtigen weitere Ausprägungsformen des Reizdarmsyndroms:

- den Schmerztyp, bei dem Bauchschmerzen im Vordergrund stehen (RDS-S)
- den Blähtyp mit starken Blähungen
- eine Kombination aus beiden, den Schmerztyp/Blähtyp

## Ausgangspunkt: Störung der Darm-Hirn-Achse

Was aber kann den Darm so reizen, dass er nicht mehr in der Lage ist, zuverlässig seine Arbeit zu verrichten? Wie Sie inzwischen wissen, vermuten Experten als Auslöser eine Störung der Darm-Hirn-Achse. Denn läuft etwas falsch in der Kommunikation zwischen den Nervensystemen von Darm und Gehirn, können zahlreiche Probleme entstehen. Die Reizverarbeitung der Nervenfasern kann dann dazu führen, dass der Darm überempfindlich auf Reize reagiert, die Darmbewegungen können beeinträchtigt sein, die Darmbarriere kann durchlässiger werden, die Immunzellen können aktiviert werden. Die für eine störungsfreie Darmaktivität so wichtigen Mechanismen arbeiten nicht mehr Hand in Hand: Die Feinjustierung stimmt einfach nicht mehr.

## Überempfindlichkeit auf Reize

Die viszerale Hypersensitivität (*viszeral* = den Darm betreffend, *Hypersensitivität* = gesteigerte Empfindlichkeit) gilt als eines der Hauptmerkmale des Reizdarms. Die Aktivität der Nervenfasern in der Darmschleimhaut ist erhöht, wodurch die Darmwand der Betroffenen auf Reize buchstäblich überreagiert. Diese Störung ist messbar: Wird der Dickdarm von Reizdarmpatienten mit einem kleinen Ballon aufgeblasen, nehmen sie die Dehnung sehr viel schneller als schmerzhaft wahr als Menschen mit einem gesunden Darm. Im Alltag eines Reizdarmpatienten kann als Folge der erhöhten Empfindlichkeit schon das Trinken eines Glases Wasser ein unangenehmes Druckgefühl hervorrufen. Oder es werden bestimmte Nahrungsbestandteile, die im Darm üblicherweise vorhandene Gasmenge und sogar normale Darmbewegungen dem Gehirn als Schmerz gemeldet. Diese Fehlinterpretationen sind in den zigmillionen Nervenzellen der beteiligten Nervensysteme abgespeichert: im enterischen Nervensystem (Überempfindlichkeit gegenüber Reizen) ebenso wie im zentralen Nervensystem (gestörte Schmerzverarbeitung). Verstärkt werden kann die Schmerzempfindlichkeit durch eine Störung des darmeigenen Serotoninhaushalts. So kann ein Überschuss an Serotonin zur Beschleunigung der Darmbewegungen führen (Reizdarm vom Durchfalltyp, RDS-D). Möglich ist aber auch ein erniedrigter Serotoninspiegel – ein Zustand, der vor allem beim Verstopfungstyp (RDS-O) beobachtet wird. Ebenso richtig ist jedoch: Bei einigen Patienten mit reizdarmartigen Beschwerden lassen sich keine viszerale Hypersensitivität und auch keine Störung des Serotoninhaushalts nachweisen. Damit ist klar, dass es auch noch andere Faktoren geben muss, die zum Beschwerdebild Reizdarm führen.

### *Gestörte Darmmotilität*

Die Muskelfunktion des Darms sorgt dafür, dass der Nahrungsbrei gut durchmischt und im richtigen Tempo durch den Darm befördert wird – diese Aktivität wird Motilität genannt. Fehlerhafte Anweisungen durch das Darmnervensystem können zur Folge haben, dass sich die Darmmuskulatur zu langsam, zu schnell oder auch im falschen Moment zusammenzieht. Bei Patienten ...

... mit einem chronisch zu weichen Stuhl oder Durchfall ist die Motilität zu schnell.

... mit trägem Darm oder Verstopfung ist die Motilität zu langsam.

Kann sich die Muskulatur nicht genügend entspannen und zieht sie sich zu lange oder zu stark zusammen, spürt der Betroffene dies als Krämpfe im Bauch.

Neuere Untersuchungen zeigen: Eine gestörte Darmbeweglichkeit spielt auch bei der Entstehung von SIBO eine wichtige Rolle. Ich werde darauf später noch genauer zu sprechen kommen.

## *Leaky Gut – erhöhte Durchlässigkeit der Darmschleimhaut …*

Reizdarmsymptome können auch durch eine erhöhte Durchlässigkeit (Permeabilität) der Darmschleimhaut ausgelöst werden – eine Funktionsstörung, die »Leaky Gut« oder auch »undichter Darm« genannt wird.

Ist die Darmschleimhaut intakt, stehen die Zellen dicht an dicht. Möglich machen das die sogenannten *Tight Junctions,* spezielle Proteine, die sich in den Zwischenräumen befinden und die Schleimhautzellen miteinander verhaken. Im Verbund mit den Darmschleimhautzellen sorgen sie zum einen dafür, dass alle wichtigen Nährstoffe des Nahrungsbreis die Darmwand in Richtung Blutbahn passieren. Zum anderen bilden sie eine effektive Barriere und verhindern so, dass schädliche Substanzen unkontrolliert aus dem Darminneren in den Körper gelangen.

Bei Patienten mit einem chronisch gereizten Darm sind die *Tight Junctions* jedoch nicht mehr in der Lage, ihre Abdichtungsfunktion zuverlässig zu erfüllen. Dadurch wird die Darmschleimhaut durchlässiger, als sie sein sollte, und das hat schwerwiegende Folgen: Denn nun gelangen Fremdstoffe wie Bakterien und deren Gifte, kleinere Bakterienstückchen oder auch halbverdaute Nahrungsbestandteile unkontrolliert aus dem Darminneren in den Körper. Die Konsequenz sind Immunreaktionen des körpereigenen Abwehrsystems, um die als unbekannt und damit gefährlich identifizierten Substanzen zu beseitigen – ein ungutes Geschehen, das womöglich sogar die Weichen für die Entstehung von Autoimmunerkrankungen stellt, wie verschiedene Studien nahelegen.

Tatsächlich leiden viele Patienten mit einer Autoimmunerkrankung auch an einem Leaky-Gut-Syndrom – selbst, wenn ihr Darm keine (spürbaren) Probleme verursacht.

### … und gesteigerte Immunaktivität

Aber auch der Darm selbst ist bei einem Leaky Gut gefährdet. Denn jetzt haben Schadstoffe leichteres Spiel, in seine Wände einzudringen. Die Folge kann eine erhöhte Immunaktivität auch in der Schleimhaut der Darmwand sein: Die Lymphknoten des darmeigenen Immunsystems, die in der Darmschleimhaut sitzen, setzen zur Abwehr der Fremdstoffe vermehrt Immunzellen und entzündungsfördernde Botenstoffe wie Histamin, Serotonin und Proteasen frei – und rufen so direkt vor Ort schwelende Entzündungsreaktionen hervor. Mit gängigen Untersuchungsmethoden sind diese Reaktionen zwar kaum messbar, weshalb die Mediziner auch von »stillen« Entzündungen (*silent inflammations*, subklinischen Entzündungen) sprechen. Reizdarmforscher mutmaßen jedoch, dass diese schwelenden Entzündungsprozesse zu einer Verstärkung der Darmbeschwerden beitragen und zudem ein wesentlicher Grund dafür sind, dass so viele Betroffene eine Unverträglichkeit von bestimmten Nahrungsmitteln entwickeln.

### Veränderte Bakterienzusammensetzung im Dickdarm …

Bei Menschen mit chronischen Reizdarmbeschwerden sind im Dickdarm häufig andere Bakterienstämme verstärkt vertreten als bei Gesunden. Dazu gehören zum Beispiel Escherichia coli, Enterobacteriaceae- und Streptococcus-Arten, die allesamt zu den krankmachenden (pathogenen) Keimen gehören. Außerdem dominieren oft Proteo- und Firmicutes-Bakterien, wohingegen die Anzahl von Acinetobacter, Bacteroides und anderen nützlichen Bakterienarten wie Bifidobakterien, Laktobazillen oder Faecalibacterium prausnitzii meist verringert ist. Letztere gehören in unserem Körper zu den wichtigsten Produzenten der Buttersäure –

### DIE ROLLE ÜBERAKTIVER MASTZELLEN

Bei einigen Patienten mit Reizdarmsymptomen lässt sich nachweisen, dass Anzahl und Aktivität der Mastzellen im Darm deutlich erhöht sind. Mastzellen sind Immunzellen, die eine wichtige Rolle in der Immunüberwachung einnehmen. Sind sie hyperaktiv, werden vermehrt Botenstoffe (Mediatoren) ausgeschüttet, darunter Mediatoren wie Histamin, Tryptase und Prostaglandine. Ist der Darm betroffen, äußert sich eine Mastzellenüberaktivität durch Bauchschmerzen, Krämpfe und Durchfall. Forscher konnten zeigen, dass bei den Betroffenen überaktive Mastzellen vor allem am Übergang von Dünndarm zum Dickdarm zu finden sind. Eine wichtige Maßnahme zur Linderung der Symptome ist in diesem Fall der Verzicht auf Lebensmittel, die Histamine freisetzen (siehe Seite 62).

und Buttersäure ist wiederum ein unverzichtbares Stärkungsmittel für die *Tight Junctions* (siehe Seite 36). Sind zu wenige Faecalibacterium prausnitzii vorhanden, nehmen die *Tight Junctions* Schaden – und damit auch die Darmschleimhaut. Und weil das Darmmikrobiom gemeinsam mit der Darmschleimhaut und dem darmeigenen Immunsystem die Darmbarriere bildet, wird deren Schutzwirkung auch auf direktem Weg beeinträchtigt, wenn das mikrobielle Gleichgewicht im Dickdarm gestört ist. Zudem kann eine solche Dysbiose weitere ungünstige Kettenreaktionen auslösen, allen voran im Zusammenspiel der beiden Nervensysteme von Darm und Hirn, an dem das Darmmikrobiom direkt beteiligt ist.

Tatsächlich sind heute nicht wenige Wissenschaftler davon überzeugt, dass Verschiebungen im Darmmikrobiom nicht nur Auswirkungen auf die Darmbarrierefunktion haben, sondern auch zu Störungen der Darm-Hirn-Achse führen und bei der Entstehung der viszeralen Überempfindlichkeit eine Rolle spielen.
Dabei sind es nicht nur die Bakterien selbst, sondern es sind auch die von ihnen gebildeten Stoffe, die wesentlich am Austausch zwischen Darmnervensystem und zentralem Nervensystem beteiligt sind. Dazu gehören unter anderem über 30 Nervenbotenstoffe (Neurotransmitter, siehe Seite 13). Fehlt auch nur einer davon, funktioniert die gesamte Kommunikation und Reizverarbeitung innerhalb des Darmnervensystems und damit auch der Darm-Hirn-Achse nicht mehr reibungslos.

### ... und im Dünndarm

Dadurch wird klar: Das Reizdarmgeschehen kann auf verschiedenen Ebenen angeheizt werden – und fast immer sind die Darmbakterien (oder ihre Stoffwechselprodukte) beteiligt. Dies gilt umso mehr, wenn nicht nur die Zusammensetzung der Bakteriengemeinschaft im Darm in eine Schieflage geraten ist, sondern wenn die Keime auch noch ihren angestammten Platz im Dickdarm verlassen, um sich im Dünndarm anzusiedeln und ihn zunehmend zu vereinnahmen. Diese Erkenntnis ist erst in den letzten Jahren in den Fokus der Forschung gerückt. Doch inzwischen weiß man: Eine bakterielle Überwucherung des Dünndarms geht nicht nur mit ganz ähnlichen Symptomen wie das Krankheitsbild Reizdarm einher, sondern kann auf direktem Weg auch einen Leaky Gut und die damit verbundenen Folgeerscheinungen hervorrufen. Doch wie kommt es überhaupt dazu, dass der Dünndarm zur Herberge von Bakterien wird, die dort eigentlich nicht hingehören?

**BRACHYSPIRA – AUSLÖSER FÜR EINEN REIZDARM VOM DURCHFALLTYP?**

Forschern der Universität Göteborg ist 2020 in Gewebeproben des Dickdarms von Reizdarmkranken – insbesondere in Proben von Patienten, die unter Durchfall litten – ein spektakulärer Nachweis gelungen:

Sie fanden Keime der Bakteriengattung Brachyspira, die normalerweise nicht in unserem Darmmikrobiom vorkommen. Die krankmachenden Keime sind deshalb so lange nicht entdeckt worden, weil sie sich unterhalb der Darmschleimschicht ansiedeln und daher nicht mit dem Stuhl ausgeschieden werden.

Das bedeutet: Wer wissen möchte, ob sein Darm mit Brachyspira befallen ist, kann dies nur über eine Darmschleim-Analyse (im Rahmen einer Gewebeprobeentnahme aus dem Darm) erfahren. Mit einer Stuhlprobe lässt sich der Keim nicht nachweisen.

Noch gibt es keine Therapie, mit der das Darmmikrobiom von dem Brachyspira-Befall befreit werden kann. Denn die Bakteriengattung ist eine Meisterin darin, sich zwischen den Darmzellen zu verstecken – und damit unerreichbar für Antibiotika zu sein. Auch, ob Brachyspira zu den Bakterien gehören, die sich vom Dickdam kommend im Dünndarm ansiedeln und damit Teil einer SIBO-Erkrankung sind, muss noch geklärt werden.

Bakterien der Gattung Brachyspira waren bislang vor allem aus dem Dramtrakt von Säugetieren und Vögeln bekannt.

# KRANK DURCH WANDERNDE BAKTERIEN

Früher lernten Medizinstudenten, dass Magen und Dünndarm praktisch frei von Bakterien seien – ein Irrtum, wie wir heute wissen. Auch das Krankheitsbild SIBO, also die bakterielle Fehlbesiedelung des Dünndarms, ist noch nicht lange bekannt – und wurde von vielen Ärzten zunächst auch nicht ernst genommen. Inzwischen lässt sich die Bakterienüberwucherung *(Small Intestinal Bacterial Overgrowth)* aber nicht nur sicher nachweisen, sondern auch erfolgreich behandeln.

# SIBO – wie es dazu kommt

Im Dünndarm sind regulär Bakterien vertreten, die aktiv an der Verdauung mitwirken. Aber es kommt auch vor, dass sich dort Keime herumtreiben, die in diesem Teil des Darms einfach nichts zu suchen haben – dann lautet die Diagnose SIBO.

## VERIRRTE KEIME

Als Anfang der 1980er-Jahre die beiden australischen Forscher und späteren Nobelpreisträger Robin Warren und Barry Marshall das Magenbakterium Helicobacter pylori entdeckten, winkte die Fachwelt erst einmal ab: Die Säure des Magens, so die damals in der Wissenschaft verbreitete Vorstellung, mache es unmöglich, dass sich im Magen derart viele krankmachende Keime ansammeln, um eine Infektion auslösen zu können.

Heute wissen wir: Ein Befall des Magens mit Helicobacter-pylori-Bakterien kann nicht nur eine chronische Entzündung der Magenschleimhaut (Gastritis), Magen- und Zwölffingerdarmgeschwüre, sondern auch Magenkrebs verursachen – Erkrankungen, die früher oft eine Operation nach sich zogen und dann meist trotzdem nicht dauerhaft verschwanden, weil die eigentliche Ursache aus Unwissenheit nicht behandelt worden war. Das hat sich spektakulär geändert: Inzwischen lässt sich Helicobacter, mit dem allein in Deutschland etwa 24 Prozent der Erwachsenen infiziert sind, effektiv mit Medikamenten (einem Säureblocker in Kombination mit zwei speziellen Antibiotika) behandeln. Bei mehr als 90 Prozent der Betroffenen heilen die durch den Keim verursachten Entzündungen und Defekte damit innerhalb weniger Wochen vollständig aus. Eine der häufigsten chronischen Infektionen der Welt

### *HELICOBACTER UND SIBO*

Studien haben gezeigt, dass ein Befall mit Helicobacter pylori auch im Dünndarm großen Schaden anrichten kann. So verursacht das Magenbakterium nicht nur Geschwüre im Zwölffingerdarm, sondern begünstigt auch die Entstehung von SIBO. Chinesische Wissenschaftler haben 2021 nachgewiesen, dass sich durch eine Helicobacter-Behandlung (Eradikationstherapie = Kombination von Medikamenten zur Keimeliminierung) auch die Symptome einer bakteriellen Dünndarmfehlbesiedelung deutlich bessern. Es gibt allerdings auch Hinweise, dass gerade eine Eradikationstherapie einer Fehlbesiedelung des Dünndarms Vorschub leistet.

hat somit ihren Schrecken verloren. Einem ganz ähnlichen Ziel hat sich die SIBO-Forschung verschrieben: Wirksame Behandlungsstrategien gegen eine lange Zeit unterschätzte, jedoch sehr komplexe Störung des Verdauungssystems zu entwickeln, die ihren Ursprung in einer bakteriellen Fehlbesiedelung, in diesem Fall des Dünndarms, hat. Zugleich hoffen die Wissenschaftler, dass sich durch die Erforschung der Ursachen und Entstehungsmechanismen neue Wege eröffnen, mit denen verhindert werden kann, dass SIBO – und damit ein Großteil der diagnostizierten Reizdarmsyndrome – überhaupt erst entsteht.

### MARK PIMENTEL – PIONIER DER SIBO-FORSCHUNG

Vieles, was die Medizin heute über SIBO weiß, verdankt sie den Forschungsergebnissen des amerikanischen Gastroenterologen Mark Pimentel, der am Cedars-Sinai Medical Center in Los Angeles seit Jahren das Darmmikrobiom und seine Rolle bei der Entstehung von Reizdarm und anderen Erkrankungen untersucht. So waren Pimentel und seine Kollegen die Ersten, die in Studien einen Zusammenhang zwischen (vermeintlich) reizdarmbedingten Blähungen und einer überdurchschnittlich starken Besiedelung des Dünndarms mit Bakterien nachwiesen. 2011 fanden Pimentel und sein Team ein geeignetes therapeutisches Mittel dagegen: das Breitbandantibiotikum Rifaximin (siehe Seite 95), mit dem die SIBO-typischen Symptome in vielen Fällen erfolgreich behandelt werden können.

## *Dünndarm – von Natur aus keimarm*

Dass sich im eigentlich keimarmen Dünndarm Bakterien in großen Mengen einnisten können, die dort nicht hingehören und eine wichtige, wenn nicht sogar die häufigste Ursache für Reizdarmsymptome sind, ist eine Erkenntnis dieses Jahrtausends. Dabei können die Bakterien zwei Wege genommen haben: entweder von oben, aus dem Magen kommend, oder von unten, indem sie vom Dickdarm aus hinaufgelangt sind.
Inzwischen hat sich die Fachwelt darauf verständigt, den Begriff »Dünndarmfehlbesiedelung« eng zu fassen: Wenn von SIBO die Rede ist, dann geht es um Dickdarmkeime, denen es gelungen ist, in den Dünndarm vorzudringen und ihn zu überwuchern.

## *Laktobazillen – die nützlichen Bakterienarten des Dünndarms*

Mindestens 160 Bakterienarten besiedeln unseren Darm, die meisten davon sind für uns nützlich und lösen keine Krankheiten aus. Dazu gehören vor allem verschiedene Gruppen der Laktobazillen (Lactobacillus-Bakterien wie zum Beispiel Lactobacillus acidophilus, casei und rhamnosis) oder einige, ebenfalls zu den Milchsäurebakterien zählende Enterokokkenarten – und diese sind es auch, die im Dünndarm bevorzugt zu finden sind.
Dort bauen sie zum Beispiel Zucker zu Milchsäure ab und gewinnen aus Kohlenhydraten Energie. Aber sie sind auch für die Gesundheit des Darms unentbehrlich, indem sie beispielsweise die Aufnahme von Nährstoffen aus dem Darm verbessern, das darmeigene Immunsystem stärken und vor Krankheitserregern wie schädlichen Bakterien oder Viren schützen.
Ballaststoffe wie die unverdaulichen Fructooligosaccharide regen die Bildung von Laktobazillen wirksam an.

**WICHTIG ZU WISSEN**

Die genaue Anzahl an Bakterien zum Nachweis von SIBO wird anhand einer endoskopisch gewonnenen Probe (siehe Seite 76) von Flüssigkeit aus dem oberen Dünndarm (proximales Jejunum) ermittelt.

### *Keimdichte im oberen Dünndarm ...*

Je weiter es in Richtung Dickdarm geht, desto dichter besiedelt wird im Dünndarm die Bakterienkolonie: Im obersten Abschnitt des Dünndarms, dem Zwölffingerdarm (Duodenum), sind es gerade mal $10^3$ (= 1000) , im daran anschließenden Leerdarm (Jejunum) etwa $10^4$ (= 10 000) Keime pro Milliliter Dünndarmsaft.
Im untersten Dünndarmabschnitt, dem Krummdarm (Ileum) – kurz vor der Ileozäkalklappe –, können es dann schon um die $10^9$ (= 1 Milliarde) Keime pro Milliliter Dünndarmsaft sein. Zum Vergleich: Im Dickdarm beträgt die Bakterienzahl bis zu $10^{12}$ (= 1 Billion) pro Milliliter Inhalt.

### *... entscheidend für die Diagnose*

Die medizinische Definition von SIBO orientiert sich am Normwert für die Bakteriendichte in den oberen Abschnitten. Hier hat sich die Schwelle allerdings in den letzten Jahren verschoben: Während früher eine Menge von mehr als $10^5$ (= 100 000) Keimen pro Milliliter Dünndarmsaft als beweisend für SIBO galt, stellen heute viele Ärzte bereits bei einem ermittelten Wert von über $10^3$ (also 1000) Keimen pro Milliliter Dünndarmsaft die Diagnose »bakterielle Dünndarmfehlbesiedelung«.

## NATÜRLICHE REGULATIONSMECHANISMEN GEGEN FEHLBESIEDELUNG

Der Körper verfügt über eine Reihe von natürlichen Schutzmaßnahmen, die gewährleisten, dass Menge und Zusammensetzung der Bakteriengemeinschaft im Dünndarm keinen größeren Schwankungen unterworfen sind. Hierfür wird rund um die Uhr sowohl nach außen als auch nach innen agiert: nach außen, damit keine krankheitserregenden Bakterien über die Nahrung in den Dünndarm gelangen können, und nach innen, um zu verhindern, dass die mikrobiellen Bewohner ihren angestammten Ort im unteren Darmabschnitt verlassen und auf Wanderschaft in Richtung Dünndarm gehen. An diesem körpereigenen Sicherheitsnetz zum Schutz des Dünndarms sind verschiedene Regulationsmechanismen beteiligt, allen voran die Bildung von antibakteriellen Substanzen wie der Magensäure, das darmeigene Immunsystem, die in der Schleimhaut des Dünndarms gelegenen Paneth-Zellen, die antibiotische Stoffe produzieren, und die Ileozäkalklappe, die als anatomische Barriere zwischen Dünndarm und Dickdarm fungiert. Zudem verfügt der Dünndarm über einen hoch effizienten Selbstreinigungsmechanismus, mit dem er Bakterien und andere unerwünschte Substanzen innerhalb von Sekunden aus seinem Inneren herauskatapultiert: den migrierenden motorischen Komplex, kurz MMC (siehe Seite 53). Ist nur eine dieser Selbstschutzmaßnahmen in ihrer Funktion beeinträchtigt, kann SIBO entstehen.

### *Bakterienkiller Magensäure*

Das Auge isst mit – denn es hat einen direkten Draht zum Magen: Schon wenn wir Essen nur sehen, beginnt dieser mit der Herstellung von Salzsäure. Damit ist gewährleistet, dass sofort genügend davon vorhanden ist, wenn der erste Bissen den Magen erreicht.

Die extrem sauren Bedingungen des Magens sind ein Bollwerk gegen Bakterien, die über den Mund aufgenommen werden: Die Magensäure tötet die unerwünschten Mikroorganismen innerhalb von Sekunden ab. Aber auch die von der Leber produzierte Gallenflüssigkeit und die Verdauungssäfte, die von der Bauchspeicheldrüse bereitgestellt werden, wirken antibakteriell und unterbinden normalerweise, dass Bakterien in den Dünndarm gelangen.

## *Vorsicht Magensäureblocker*

Umso ungünstiger können die Auswirkungen sein, wenn die Säurebildung des Magens mit Medikamenten gezielt unterdrückt wird. Das ist jedoch die Aufgabe der Protonenpumpenhemmer. Ihr Haupteinsatzgebiet ist die Linderung von Sodbrennen beziehungsweise der Refluxkrankheit. Doch auch Patienten mit chronischen Reizdarmbeschwerden werden nach wie vor Säureblocker verordnet – obwohl inzwischen vielfach belegt wurde, dass das Präparat für diese Patientengruppe keinen therapeutischen Nutzen hat. Lange Zeit wurde zudem angenommen, dass Protonenpumpenhemmer den Magen seines natürlichen Schutzwalls berauben und damit ein wichtiger Verursacher für eine bakterielle Überwucherung des Dünndarms sind. Denn je weniger Säure im Magen, desto weniger Keime genügen für eine Infektion. Und hiervon ist nicht nur der Magen, sondern auch der Dünndarm bedroht. Das ist im Prinzip richtig. Doch muss die Einschätzung des Risikoprofils von Protonenpumpenhemmern insbesondere in Bezug auf die Entstehung von SIBO wohl relativiert waren, wie neue Studien belegen. Dazu gehört auch eine 2020 veröffentlichte Untersuchung von Mark Pimentel, die keinen nennenswerten Zusammenhang zwischen der Einnahme der Säureblocker und der Entstehung von SIBO sieht. Dennoch besteht weiter Klärungsbedarf, insbesondere,

**WICHTIG ZU WISSEN**

SIBO-Patienten, die regelmäßig Protonenpumpenhemmer einnehmen, wird oft empfohlen, die Behandlung zu beenden. Dabei ist jedoch zu beachten: Keinesfalls sollten Sie das Medikament abrupt absetzen, sondern sich immer erst mit Ihrem behandelnden Arzt besprechen. Unter therapeutischer Aufsicht können Sie es dann durch ein stufenweises Herabsetzen der Dosis ausschleichen.

was die Daueranwendung von Protonenpumpenhemmern betrifft. Denn unbestritten ist, dass die Einnahme des Medikaments (neben anderen Langzeitwirkungen wie einer Erhöhung des Osteoporoserisikos) ungünstige Verschiebungen im Darmmikrobiom nach sich zieht und so einer Dysbiose (siehe Seite 15) Vorschub leistet. Außerdem ist das Risiko für eine Infektion des (Dick-)Darms mit Krankheitserregern erhöht. Und diese Folgeerscheinungen können wiederum sehr wohl den Weg in Richtung Fehlbesiedelung des Dünndarms bahnen (postinfektiöse Reaktion, siehe Seite 54).

### *Ileozäkalklappe – Schutz gegen eine Bakterieninvasion von unten*

Normalerweise verhindert eine Klappe – die Ihnen bereits bekannte Ileozäkalklappe oder Bauhin-Klappe (siehe Seite 29) –, dass Bakterien aus dem Dickdarm in den Dünndarm aufsteigen. Arbeitet die Klappe nicht mehr richtig, wandern diese aus dem unteren Teil des Darms in den oberen Teil des Darms und breiten sich dort aus. Meist gibt es einen konkreten Grund, weshalb die Ileozäkalklappe

**WICHTIG ZU WISSEN**

Fehlt die Ileozäkalklappe, etwa infolge einer großen Darmoperation, oder ist sie defekt, ist die Bakterienzusammensetzung im untersten Dünndarm mit der des Dickdarms weitgehend identisch. Dadurch werden die Verdauung und die Resorption von Nährstoffen und Flüssigkeit massiv gestört und es kommt zu ausgeprägten Mangelerkrankungen.

nicht mehr in der Lage ist, richtig zu schließen, beispielsweise ein Kurzdarmsyndrom infolge eines mehrfach operierten Dünndarms. Bei Patienten mit einer chronisch-entzündlichen Darmerkrankung wie Morbus Crohn oder Colitis ulcerosa kommt es vor, dass das Entzündungsgeschehen auf die Klappe übergreift, was ebenfalls zur Folge hat, dass diese nicht mehr richtig arbeiten kann. Manchmal wird die Ileozäkalklappe auch einfach durch eine anormale Verbindung, eine Fistel, umgangen, die sich zwischen Dünndarm und Dickdarm gebildet hat, wodurch stetig Dickdarmbakterien in den Dünndarm aufsteigen können. Oder die Ileozäkalklappe musste aufgrund einer ausgedehnten Darmentzündung oder eines Tumors mit anderen Teilen des Dünndarms entfernt werden – dann gibt es gar keinen Rückflussschutz mehr.

Es ist aber auch möglich, dass die Ileozäkalklappe durch Gärungsprozesse funktionsunfähig wird. Dazu kann es im Rahmen einer Nahrungsmittelunverträglichkeit kommen, zum Beispiel bei einer Laktoseintoleranz (Milchzuckerunverträglichkeit), wenn die Laktose infolge eines Enzymmangels im Dünndarm kaum oder gar nicht aufgespalten werden kann. Dann gelangt sie unverdaut in den Dickdarm und endet dort als fermentierbares Bakterienfutter. Als Nebenprodukt entsteht eine große Ansammlung von Gasen, die bewirkt, dass sich das Tor quasi von selbst öffnet. Nun haben Bakterien (und andere schädliche Substanzen) leichtes Spiel und können ungehindert in Richtung Dünndarm aufsteigen. Der gleiche Effekt lässt sich beobachten, wenn sich die Gasmenge oberhalb der Ileozäkalklappe befindet – in diesem Fall ist der Dünndarm jedoch bereits mit Bakterien überwuchert.

### ACHTEN SIE AUF IHRE SCHILDDRÜSENHORMONE

Manche Erkrankungen haben eine Störung der Darmmotilität zur Folge, auch wenn sie den Verdauungsapparat nicht direkt betreffen. Dazu gehört neben einem langjährigen Diabetes auch eine Schilddrüsenunterfunktion, durch die im Körper alles langsamer abläuft – auch die Darmbewegungen. Auffallend oft sind zudem Menschen von SIBO betroffen, die an Hashimoto-Thyreoiditis erkrankt sind – einer Autoimmunerkrankung, die ebenfalls mit einer Unterfunktion der Schilddrüse einhergeht.

Mein Tipp: Wenn Sie von SIBO betroffen sind, sollten Sie auf jeden Fall auch Ihre Schilddrüsenhormone bestimmen lassen. Bestätigt sich der Verdacht einer (autoimmunbedingten) Schilddrüsenunterfunktion, kann der Mangel an Schilddrüsenhormonen gut mit L-Thyroxin ausgeglichen werden – und dies wiederum wirkt sich positiv auf den Krankheitsverlauf von SIBO aus.

## Gute Darmbeweglichkeit als mechanischer Schutz

Für die Darmgesundheit ist es enorm wichtig, dass die Durchmischung und der Transport des Nahrungsbreis vom oberen in den unteren Abschnitt des Darms reibungslos funktioniert, also weder zu langsam noch zu schnell vonstattengeht, das gilt für den Dünndarm in besonderem Maße. Noch einmal zur Erinnerung: Im Dünndarm wird der Nahrungsbrei aufgeschlüsselt – und dies ist auch der Ort, wo dem Organismus all die wichtigen Nährstoffe zugeführt werden. Hierfür pendelt er, ohne dass wir es bemerken,

### ANATOMISCHE URSACHEN FÜR EINE GESTÖRTE DARMMOTILITÄT

Eine Übersicht über die wichtigsten Ursachen und Risikofaktoren für SIBO finden Sie ab Seite 72. Hier möchte ich aber schon einmal einige anatomische Ursachen benennen, die zu einer Störung der Darmmotilität führen – und die damit die Weichen für die Entstehung von SIBO stellen können. Dazu gehören:

- Entfernung einiger Teile des Dünndarms
- Entzündliche Veränderungen im Dünndarm
- Narbengewebe durch Bestrahlung
- Verwachsungen nach Bauch- und Beckenoperationen

Letztlich gilt jedoch: Praktisch alle krankhaften Veränderungen des Dünndarms können SIBO hervorrufen, allen voran Engstellen, Ausstülpungen oder das Blindsacksyndrom. Auch Menschen mit einer Zöliakie (Glutenunverträglichkeit) haben ein hohes Risiko für eine Dünndarmfehlbesiedelung.

hin und her. Zugleich gilt es alles, was nicht verwertbar ist, zügig mithilfe peristaltischer Wellenbewegungen in Richtung Dickdarm weiterzuschieben. Dieser Bewegungsablauf zwischen den Mahlzeiten wird als »migrierender motorischer Komplex«, kurz MMC, bezeichnet. Aber viele Mediziner nennen ihn salopp »Housekeeper« (= Haushälter) des Darms. Ein Housekeeper, der sich manchmal sogar lautstark bemerkbar macht. Denn der MMC ist verantwortlich für das Geräusch, das wir Magenknurren nennen.

## MMC – DAS SELBSTREINIGUNGSPROGRAMM DES DARMS IM FOKUS DER FORSCHUNG

Der MMC gehört zu den motorischen Programmen des enterischen Nervensystems. Ihren Ursprung hat die aus insgesamt drei Phasen bestehende Abfolge von Muskelkontraktionen im Magen, aber die eigentliche Wirkungsstätte des Housekeepers ist der Dünndarm. Dort ist es seine Aufgabe, mit heftigen Druckwellen alles in Richtung Dickdarm zu fegen, was im Dünndarm nicht verarbeitet oder in hinreichend kleine Stücke zerlegt werden konnte: Nahrungsreste, nicht vollständig aufgelöste Medikamentenpartikel, abgestorbene Darmzellen – und vor allem unerwünschte Mikroorganismen, die es geschafft haben, die Verteidigungslinien zu überwinden. Dabei ist die Druckwelle so stark, dass auch Bakterien, die es aus dem Dickdarm nach oben in den Dünndarm zieht, effektiv zurückgepresst werden. Der Putzvorgang dauert 90 bis 120 Minuten und wiederholt sich, solange nichts gegessen wird. Doch mit dem ersten Bissen werden die Reinigungswellen des migrierenden motorischen Komplexes abrupt gestoppt – und das Aktivitätsmuster ändert sich schlagartig. Denn nun hat wieder das zügige Vorantreiben des Speisebreis oberste Priorität.

## Gestörter MMC – Ausgangspunkt für SIBO

Lange hat man dem MMC und seiner Bedeutung als wichtigster Reinigungsinstanz des Dünndarms keine besondere Beachtung geschenkt. Doch inzwischen sind die SIBO-Wissenschaftler davon überzeugt: Fehlen die Reinigungswellen oder finden davon zu wenige statt, kann eine bakterielle Fehlbesiedelung des Dünndarms die Folge sein. Der Ansatz leuchtet ein, denn Bakterien sind in der Lage, sich extrem schnell zu vermehren – vor allem, wenn sie so gute Ernährungsbedingungen wie im Dünndarm vorfinden. So kann aus einigen wenigen verbliebenen Bakterien innerhalb kürzester Zeit eine riesige Kolonie werden. Der Pionier der SIBO-Forschung, Mark Pimentel, geht davon aus, dass bei den meisten SIBO-Patienten der migrierende motorische Komplex in seiner Aktivität um mehr als 70 Prozent reduziert ist. Doch welche Faktoren können das Selbstreinigungsprogramm so nachhaltig beeinträchtigen, dass der Dünndarm sich nicht mehr ausreichend vor einer Bakterieninvasion schützen kann?

## Postinfektiöses Geschehen

Dass Störungen im enterischen Nervensystem – beziehungsweise im Kommunikationssystem der Darm-Hirn-Achse – zu einer eingeschränkten Aktivität des MMC führen können, gilt inzwischen als sicher. Gestörte Signalübertragungen des Vagusnervs und Erkrankungen, die wie ein langjähriger Diabetes oder die Autoimmunerkrankung Sklerodermie zu möglichen Nervenschädigungen führen, können auch eine Beeinträchtigung oder gar Lähmung des reinigenden Bewegungsmusters zur Folge haben. Ebenso beeinträchtigen verschiedene Medikamente die Darmbeweglichkeit, etwa bestimmte Antidepressiva, Diabetes-Medikamente oder auch Levodopa zur Behandlung von Parkinson.

Viele SIBO-Patienten sind jedoch weder zuckerkrank, noch müssen sie Medikamente einnehmen, die die Darmmotilität in Mitleidenschaft ziehen. Aber sie haben vielleicht vor einiger Zeit eine Lebensmittelvergiftung durchgemacht oder sich auf Reisen eine akute Durchfallerkrankung zugezogen. Schon länger ist bekannt, dass bei Menschen mit entsprechender genetischer Disposition ein überstandener Darminfekt das Beschwerdebild eines Reizdarms mit chronischem Durchfall hervorrufen kann, dabei kann die Infektion Wochen und sogar Monate zurückliegen.

### Vom Darminfekt zu SIBO

Typische Erreger einer akuten Darminfektion sind Campylobacter, Salmonellen, Shigellen oder auch E. coli – und sie alle produzieren ein spezielles Bakteriengift, das *cytolethal distending toxin* der Untergruppe B, kurz CdtB, genannt wird. Amerikanische Forscher haben nachgewiesen, dass nicht nur das Toxin selbst, sondern auch die Antikörper, die das Immunsystem zur Bekämpfung von CdtB bildet, an der Entstehung einer postinfektiösen Reizdarmsymptomatik beteiligt sind. Dabei spielt vor allem ein immunologisches Phänomen eine wichtige Rolle, das in der Medizin »autoimmune Kreuzreaktion« oder auch »molekulares Mimikry« genannt wird: Bei ihrem Kampf gegen die Krankheitserreger stuft das Immunsystem irrtümlich auch körpereigene Proteine mit einer ähnlichen Struktur als fremd ein und bildet ebenfalls Antikörper gegen sie. In diesem Fall ist es Vinculin, gegen das sich die Antikörper richten: ein spezielles Strukturprotein, das sich in der Darmwand befindet und für eine direkte Verbindung zwischen Nervenzellen sorgt, die an der Steuerung der Darmbewegungen beteiligt sind. Die Antikörper bekämpfen Vinculin genauso effektiv wie CdtB – und sorgen so dafür, dass die Darmbeweglichkeit nachhaltig gestört wird.

## WAS BEDEUTET SIFO?

Der britische Mediziner und Forscher Dr. Satish Rao geht davon aus, dass der Dünndarm auch mit Hefepilzen (Candida albicans) überwuchert werden kann – ein Krankheitsbild, das als SIFO *(Small Intestinal Fungal Overgrowth)* bezeichnet wird und im Wesentlichen die gleichen Symptome wie SIBO *(Small Intestinal Bacterial Overgrowth)* hervorruft.
Dazu muss man wissen: Candida gehören wie Viren, Archaeen und Darmbakterien zum natürlichen Darmökosystem. So gesehen, spricht zunächst einiges dafür, dass die Gründe, aus denen es zu einer Fehlbesiedelung des Dünndarms durch Hefepilze kommen könnte, dieselben sind, die auch zu einer Fehlbesiedelung mit Bakterien (SIBO) führen. Und tatsächlich leidet nach Erkenntnissen von Dr. Rao etwa die Hälfte der SIBO-Patienten auch an SIFO.
Allerdings: Ob einer Pilzüberwucherung des Dünndarms eine ähnlich wichtige Bedeutung wie der Bakterienüberwucherung zukommt beziehungsweise ob sie überhaupt existiert, ist in der Fachwelt derzeit umstritten – zumal SIFO weder mit einem Atemtest noch mit anderen nicht-invasiven Untersuchungen sicher nachgewiesen werden kann.
Es gibt jedoch einige Erfahrungsberichte von Patienten, wonach sich die Beschwerden durch eine Behandlung mit einem Antipilzmittel in Kombination mit einer Diät zum Aushungern der Hefepilze besserten.
Bevor man eine solche Therapiestrategie in Erwägung zieht, sollte man sich aber grundsätzlich erst einmal vom erfahrenen Arzt beraten lassen.

### *Fatale Kettenreaktion*

Einige Wissenschaftler, allen voran Mark Pimentel, sind davon überzeugt, dass eine bakterielle Dünndarmfehlbesiedelung – und die dadurch bedingten Folgeerscheinungen – in vielen Fällen das Ergebnis einer Kaskade von Ereignissen ist, die ihren Anfang in einer durchgemachten bakteriellen Darminfektion nimmt.
Die Folgen sind:

- Bekämpfung des Bakteriengifts durch das Immunsystem
- autoimmune Kreuzreaktion gegen das körpereigene Protein Vinculin
- Nervenschäden
- Funktionsstörungen der Darmmotilität
- Verlangsamung oder sogar Ausfall des migrierenden motorischen Komplexes
- bakterielle Überwucherung des Dünndarms
- manifeste SIBO-Erkrankung mit reizdarmähnlichen Symptomen beziehungsweise ein als »Reizdarmsyndrom« bezeichnetes Krankheitsbild, bei dem Durchfall oder auch Durchfall im Wechsel mit Verstopfung überwiegen.

**WICHTIG ZU WISSEN**

Die beiden spezifischen Antikörper Anti-CdtB und Anti-Vinculin lassen sich im Blut nachweisen. In einigen Ländern werden die beiden Biomarker zur SIBO-Diagnostik bereits herangezogen, um festzustellen, ob den Beschwerden eine frühere Darminfektion vorausgegangen ist; Deutschland gehört bislang allerdings nicht dazu.

## So stärken Sie Ihren MMC

**Tipp 1 – lieber fünf Stunden Pause zwischen den Mahlzeiten als fünf Portionen pro Tag:**
Der MMC, das Selbstreinigungsprogramm Ihres Dünndarms, funktioniert nur, wenn nichts verdaut werden muss. Wer also eine Schwäche fürs Naschen und Zwischendurchsnacks hat, lässt dem Housekeeper nicht genug Zeit, den Dünndarm akkurat durchzuputzen. Sogar ein kalorienhaltiges Getränk – ein Fruchtsaft, der gesüßte Tee, das alkoholfreie Bier – stoppt den MMC augenblicklich. Deshalb plädieren immer mehr Ärzte und Ernährungswissenschaftler dafür, mindestens vier, besser fünf Stunden Pause zwischen den Mahlzeiten einzulegen und über Nacht mindestens zwölf Stunden zu fasten, damit der MMC ungestört seine Arbeit verrichten kann. Dies gilt umso mehr, wenn bei Ihnen bereits eine bakterielle Dünndarmfehlbesiedelung diagnostiziert wurde. Auch Intervallfasten trägt zu einer Stimulierung des MMC bei. Diese Ernährungsstrategie ist gekennzeichnet durch einen Wechsel von Fastenphasen und Zeiten, in denen weitgehend normal gegessen werden darf. Möglich ist eine 16:8-Regelung, also sechzehn Stunden fasten und acht Stunden essen.

**Tipp 2 – wirksame Anti-Stress-Strategien und mehr Entspannung im Leben:**
Studien zeigen, dass Stress ein weiterer wichtiger Störfaktor für den migrierenden motorischen Komplex ist. Eine gute Möglichkeit, Stress abzubauen, ist regelmäßige körperliche Aktivität, etwa die Ausübung einer Ausdauersportart wie Joggen, Radfahren oder Schwimmen – dies wirkt sich zudem positiv auf die natürlichen Darmbewegungen aus. Aber auch eine bewusst herbeigeführte Entspannung mit einer Entspannungstechnik (wie Autogenes Training, Progressive Muskelrelaxation) kann wertvolle Dienste leisten.

## GEFRÄSSIGE DICKDARMBAKTERIEN

Lautet die Diagnose SIBO, haben sich in großer Anzahl Bakterienarten im Dünndarm angesiedelt, die normalerweise nur im unteren dicken Abschnitt des Darms vorkommen: Bacteroides, die häufigste Bakterienart im Dickdarm, aber auch Clostridien (Firmicutes-Gruppe) oder verschiedene Bifidobakterien-Arten.
Dickdarmbakterien sind grundsätzlich gefräßig – egal, in welchem Abschnitt des Darms sie sich befinden. Ihre neue Heimat ist für sie jedoch ein Schlaraffenland, denn nun haben sie auch einen direkten Zugang zu all den Nährstoffen, die noch nicht verdaut und über die Darmwand in den Blutkreislauf geschleust wurden – das sind allerbeste Bedingungen für ein optimales Wachstum.
Von keiner Kontrollinstanz daran gehindert, machen sich die eingedrungenen Bakterien im Dünndarm über alles Verwertbare aus dem Nahrungsbrei her – und diese Nährstoffe bleiben dem Organismus nun vorenthalten. Je mehr die Dickdarmbakterien zu fressen bekommen, desto stärker vermehren sie sich. Und je größer die Bakteriengemeinschaft, desto weniger Nährstoffe bleiben für den Körper übrig – und desto belastender werden die SIBO-Symptome. Ein Teufelskreis ist entstanden.

### *WICHTIG ZU WISSEN*

Sehr beliebt sind bei den Bakterien einige Mikronährstoffe, allen voran bestimmte Vitamine oder Spurenelemente. Deshalb geht mit SIBO oft ein behandlungsbedürftiger Mangel an Zink, Vitamin $B_{12}$ und/oder Eisen bis zu hin zu einer ausgeprägten Eisenmangelanämie (Anämie = Blutarmut) einher.

### Bakterien bilden Gase

Viele Dickdarmbakterien bilden Gase, während sie die Nährstoffe aufschließen: Schwefelwasserstoff (zum Beispiel durch das erst kürzlich entdeckte Bakterium Bilophila wadsworthia), Wasserstoff (etwa durch Bacteroides) oder auch Methan. Allerdings: Methan wird nicht wirklich durch »Methanbakterien« produziert, dieser Begriff gilt inzwischen als überholt. Denn bei den Mikroorganismen, die Methan bilden, handelt es sich genau genommen um Archaeen. Noch sind längst nicht alle Arten bekannt, aber zu den wichtigsten methanbildenden Archaeenspezies, die sich in unserem Darm tummeln, gehören vor allem Methanobrevibacter smithii, Methanobacteria und Methanosphaera stadtmanae.

### Licht- und Schattenseite der methanbildenden Mikroorganismen

Archaeen sind Bakterien zwar sehr ähnlich, als Methanogene definiert man sie inzwischen jedoch als eigene Mikrobengruppe. Gleichwohl bilden sie mit Bakterien eine enge Lebensgemeinschaft. Einerseits unterstützen Archaeen Bakterien maßgeblich in ihrer Stoffwechselaktivität: Studien zeigen, dass Darmbakterien sehr viel effektiver Ballaststoffe abbauen und die für unsere Gesundheit so wichtigen kurzkettigen Fettsäuren bilden können, wenn zu ihrem Verbund auch methanbildende Archaeen gehören. Andererseits können Archaeen nur dann Methan freisetzen, wenn Darmbakterien bei ihrer Fermentation Wasserstoff bilden. Das Vorhandensein von methanbildenden Archaeen ist also nicht per se ungünstig, sondern hat sogar zahlreiche positive Auswirkungen auf unsere Gesundheit – aber nur dann, wenn sie unter den mikrobiellen Darmbewohnern keine Übermacht bilden und wenn sie sich im Darm an der richtigen Stelle niedergelassen haben.

## VERSTOPFUNG DURCH METHANOGENE

Welche Art von Gasen bei SIBO vorherrschend ist, hat großen Einfluss darauf, ob Blähungen von Durchfall oder von Verstopfung begleitet werden. So macht das von Archaeen gebildete Methangas den Darm träge und verlangsamt den Transport der Nahrung. Die Folge ist oft eine hartnäckige Verstopfung – das typische Symptom einer Fehlbesiedelung des Dünndarms, bei der methanogene Archaeen übermäßig stark vertreten sind. Außerdem werden die Methanogene häufig mit Übergewicht in Verbindung gebracht – nicht zuletzt, weil sie für den Körper zusätzliche Kalorien aus der Nahrung gewinnen. Diese methandominante Form der Dünndarmfehlbesiedelung wird neuerdings IMO *(= Intestinal Methanogen Overgrowth)* genannt, was so viel heißt wie »übermäßige Zunahme der Methangase im Darm«. Der neue Begriff trifft es noch besser als der Begriff SIBO. Denn erstens können die Methanogene auch den Dickdarm überwuchern und dann einen ebenfalls sehr unangenehmen Methanüberschuss hervorrufen und zweitens handelt es sich auch nicht um Bakterien. Deshalb also IM anstelle von SI *(= Small Intestine)* und B *(= Bakterien)* in SIBO.

Allerdings: Damit sich methanbildende Archaeen stark vermehren können, sind sie darauf angewiesen, dass Darmbakterien ihnen genug Wasserstoff liefern. Deshalb kann es eine alleinige Überwucherung des Dünndarms durch Methanogene faktisch nicht geben, es müssen immer auch Darmbakterien an der Fehlbesiedelung beteiligt sein.

### *Blähungen durch Gasbildung an der falschen Stelle*

Besonders viele Gase entstehen, wenn Darmbakterien Kohlenhydrate vergären (fermentieren) und/oder wenn Archaeen diese Gase als Energiequelle zur Bildung von Methangas nutzen. Eine so große Gasmenge ist der obere Darmabschnitt nicht gewöhnt. Der Betroffene bekommt dies schmerzhaft zu spüren: als heftige Blähungen, durch den Abgang von Darmwinden und meist auch als Krämpfe im Bauch. Zudem kann die ausgeprägte Gasansammlung die Ileozäkalklappe aufdrücken – und so dazu beitragen, dass noch mehr Dickdarmbakterien ungebremst nach oben gelangen.

Wasserstoff und Methan lassen sich auch in der Ausatemluft nachweisen. Deshalb gehört ein Atemgastest (Atemtest) zu den wichtigsten diagnostischen Methoden zum Nachweis einer bakteriellen Überwucherung des Dünndarms (siehe Seite 77). Forscher in den USA sind gerade dabei, einen Atemtest auch zum Nachweis von Schwefelwasserstoff zu entwickeln – mit einer Zulassung wird allerdings nicht vor 2023 gerechnet.

## ZU VIEL HISTAMIN IM KÖRPER

Einige Bakterienarten setzen bei der Verarbeitung ihrer Nahrung vermehrt Histamin frei. Weil ihnen im Dünndarm besonders viele Nährstoffe zur Verarbeitung geboten werden, entsteht auch besonders viel Histamin – und zwar so viel, dass das Enzym Diaminoxidase (DAO), das im Dünndarm normalerweise Histamin abbaut, nicht mehr hinterherkommt. Liegt zudem ein Leaky-Gut-Syndrom vor, wird die DAO-Aktivität zusätzlich beeinträchtigt und es entsteht im Organismus ein Überschuss an Histamin. Die Folge ist eine Histaminintoleranz: Der Körper reagiert mit allergieähnlichen Krankheitssymptomen, und zwar sowohl auf die Aufnahme von

Lebensmitteln mit einem hohen Histamingehalt als auch auf Nahrungsmittel, die im Körper zu einem hohen Histamingehalt führen (Histaminliberatoren), allen voran Glutamat und Tomaten, aber auch Erdbeeren, Zitrusfrüchte, Meeresfrüchte oder Alkohol.
Da Histamin an so vielen verschiedenen Körperfunktionen beteiligt ist, gehen mit einer Histaminintoleranz auch die unterschiedlichsten Beschwerden einher. Vor allem aber wird fast immer der Verdauungstrakt in Mitleidenschaft gezogen, dabei sind neben Bauchschmerzen, Blähungen und Durchfall auch Übelkeit und Erbrechen häufige Begleiterscheinungen.

### *HISTAMININTOLERANZ – DIAGNOSE*

Die Bestimmung von Histamin im Stuhl sowie der Nachweis des Enzyms Diaminoxidase in Blut oder Urin lassen keine aussagekräftigen Rückschlüsse auf eine Histaminintoleranz zu. Deshalb setzen Ärzte auf eine Weglass-Diät (Eliminationsdiät). Dabei werden vier Wochen lang histaminfreisetzende und histaminreiche Lebensmittel gemieden, also zum Beispiel lange gereifte Käsesorten, geräucherte Wurst- und Fischwaren, Meeresfrüchte, Zitrusfrüchte, Fertigprodukte, Sauerkraut, Soja, Sprossen, Schokolade. Auch auf vergorene Fruchtsäfte, schwarzen und grünen Tee, Weißbier, Rotwein und Sekt muss verzichtet werden. Wenn sich die Symptome bessern, liegt mit großer Wahrscheinlichkeit eine Histaminintoleranz vor. Durch einen Provokationstest kann die Diagnose überprüft werden. Dabei werden – unter ärztlicher Aufsicht – gezielt stark histaminhaltige Lebensmittel verzehrt.

## *Nicht leicht zu erkennen*

Weil die Symptome vielfältig und zudem von Patient zu Patient unterschiedlich sind, ist es oft schwierig, eine Histaminintoleranz zu erkennen. Beispielsweise setzen die Beschwerden – wie bei SIBO – oft innerhalb der ersten 40 bis 60 Minuten nach dem Verzehr eines kritischen Nahrungsmittels ein. Aber es kommt auch vor, dass sie sich erst Stunden (jedoch nicht länger als 24 Stunden) nach dem Essen bemerkbar machen. Dabei hängt die Intensität der auftretenden Beschwerden wesentlich von der Menge des zugeführten Histamins ab – doch diese kann sogar bei ein und demselben Lebensmittel schwanken. Umso wichtiger ist es, herauszufinden, ob

### HISTAMININTOLERANZ – SYMPTOME

Eine Histaminintoleranz kann sich nicht nur durch Beschwerden im Magen-Darm-Trakt bemerkbar machen, sondern auch andere Organ(systeme) in Mitleidenschaft ziehen, allen voran:

Haut: Hautrötungen und Hitzegefühl im Gesicht (Flush) und/oder am Oberkörper; Juckreiz, Nesselsucht (Urtikaria)

Herz-Kreislauf-System: Herzrasen, Herzrhythmusstörungen, Blutdruckabfall beziehungsweise niedriger Blutdruck

Kopf: Kopfschmerzen, Migräne, Schwindel

Atemwege: verstopfte oder laufende Nase (Fließschnupfen), Atembeschwerden bis hin zu Atemnot

Weiblicher Zyklus: Menstruationsbeschwerden, allen voran Schmerzen bei der Periode

Allgemein: Müdigkeit, Brain Fog, Schlafstörungen

SIBO ursächlich verantwortlich sein könnte. Wird eine Histaminunverträglichkeit nämlich durch eine bakterielle Fehlbesiedelung des Dünndarms hervorgerufen, kann sie wieder vollständig verschwinden, wenn es gelingt, die Überwucherung einzudämmen.

### Schwerwiegende Folge: Schädigung der Dünndarmschleimhaut

Die erhöhte Menge an Dickdarmbakterien setzt auch der Schleimhaut des Dünndarms schwer zu. Dabei erfolgen die Angriffe von verschiedenen Seiten:

- Das von den Bakterien gebildete Gas schädigt die *Tight Junctions* auf direktem Weg – und leistet so der Entstehung eines Leaky Gut (siehe Seite 36) Vorschub.
- Einige der eingedrungenen Bakterien begnügen sich nicht mit den Kohlenhydraten, die ihnen über die Nahrung geliefert werden, sondern sie »fressen« auch die (fermentierbaren) Polysaccharide, die sich in der dünnen Schleimhaut des Darms befinden. Auch dies kann zu einem löchrigen Darm (einem Leaky Gut) führen, was zur Folge hat, dass die Darmbarriere ihren Dienst versagt. Die Auswirkungen reichen von Mikroentzündungen im Darminneren bis hin zu immunologischen Reaktionen außerhalb des Darms, die darauf abzielen, die Fremdstoffe (Bakterien, unverdaute Nahrungsbestandteile, Abfallstoffe, Bakterientoxine und Ähnliches) zu beseitigen. Diese Immunreaktionen laufen, wie Sie inzwischen wissen, zunächst oft unterschwellig ab, doch können sie die Weichen für symptomatische systemische (autoimmunbedingte) Entzündungskrankheiten stellen. Wissenschaftler sehen hier auch einen Zusammenhang mit bei SIBO-Patienten oft beobachteten weit vom Darm entfernten Beschwerden wie Ekzeme, nesselsuchtartige Hautausschläge, Rosazea oder Gelenkschmerzen.

In das Geschehen ist im Übrigen auch die Darm-Hirn-Achse involviert – für die Forscher ein Erklärungsansatz, weshalb auch SIBO oft mit Beschwerden wie Depressionen, Angststörungen oder Brain Fog einhergeht.

- Die Oberfläche des Dünndarms kann auch durch Giftstoffe, sogenannte Enterotoxine, geschädigt werden, die von bestimmten Bakterienarten freigesetzt werden. Ebenso können Darmzellen durch Enzyme, die den Bakterien als Werkzeuge zur Verstoffwechselung der Nahrung dienen, oder durch die anfallenden Abbauprodukte zerstört werden.
- Im Bürstensaum der Dünndarmzellen befinden sich spezielle Enzyme, die an der Nährstoffverdauung mitwirken, allen voran die Disaccharidasen, die Zweifachzucker wie Laktose (Milchzucker) oder Saccharose (Haushaltszucker) in einfache Zuckermoleküle

### GESTÖRTER GALLENSÄURENTRANSPORT

Gallensäuren helfen beim Aufspalten von Fetten aus der Nahrung im Dünndarm. Nach getaner Arbeit werden sie am unteren Ende des Dünndarms wieder in den Körper zurückgeführt. Ist die Konzentration an Gallensäuren aber zu hoch, um vollständig vom Körper aufgenommen werden zu können, gelangen mehr Gallensäuren in den Dickdarm – Durchfall ist die Folge.

Wenn im unteren Dünndarmabschnitt zu wenig Gallensäuren rückresorbiert werden, lässt sich dies in einer Stuhlprobe messen. Ist der Gallensäuretransport gestört, können Medikamente helfen, die die Gallensäure im Darm binden.

spalten. Durch Defekte der Dünndarmschleimhaut nimmt die Enzymaktivität drastisch ab. Dies erklärt, weshalb SIBO-Patienten auf den Verzehr von Laktose (und anderen Kohlenhydraten) oft mit einer Unverträglichkeit reagieren.

- Weil ein Teil der »falschen« Bakterien im Dünndarm auch die Gallensalze als Nahrungsquelle nutzt, ist bei SIBO eine Störung des Gallensäurestoffwechsels keine Seltenheit. Die Folgen: Probleme bei der Fettverdauung, ein Mangel an fettlöslichen Vitaminen, fetthaltige Stühle und Durchfall. Ebenso sind chronische Reizungen der Darmschleimhaut möglich, die durch die aufgeschlüsselte Gallensäure hervorgerufen werden, und die Beschwerden verursachen.

## *Unverträglichkeiten und Nährstoffmangel – häufige Begleiterscheinungen*

Ein derart geplagter Dünndarm ist auf Dauer kaum in der Lage, seinen vielfältigen Aufgaben gerecht zu werden. Und so wird klar, weshalb SIBO sehr viel mehr ist als nur eine funktionell bedingte Verdauungsstörung mit reizdarmartigen Symptomen.

Fakt ist: Eine bakterielle Überwucherung des Dünndarms ist eine komplexe Erkrankung, die den gesamten Organismus in Mitleidenschaft ziehen kann. Denn Schädigungen an der Dünndarmschleimhaut haben nicht nur Nahrungsmittelunverträglichkeiten zur Folge. Mindestens ebenso schwer wiegt die chronische Unterversorgung mit Nährstoffen, die sich zu manifesten Mangelerkrankungen entwickeln kann.

Diese Malabsorptionen, wie die Mediziner sagen, gehen wiederum mit einer Reihe von Symptomen einher, je nachdem, welche Strukturen und Funktionseinheiten der Dünndarmschleimhaut in Mitleidenschaft gezogen sind, aber auch je nachdem, wie lange es dauert, bis die Fehlbesiedelung entdeckt und beseitigt wird.

**WICHTIG ZU WISSEN**

Wenn Sie unter Zöliakie leiden und trotz einer glutenfreien Ernährung kaum eine Besserung Ihrer Beschwerden verspüren, sollten Sie sich auf SIBO untersuchen lassen.

### *Blähbauch – Leitsymptom von SIBO*

Zum Glück ist nicht jeder SIBO-Patient im gleichen Maße von einer Malabsorption und den damit verbundenen Folgen betroffen. Aber Nahrungsmittelunverträglichkeiten werden ziemlich oft beobachtet. Tatsächlich kann das Krankheitsbild von SIBO individuell höchst unterschiedlich sein – sowohl, was die Art und Kombination der Beschwerden betrifft, als auch, wann, wie oft und in welcher Intensität sie auftreten.

Folgende Symptome sollten Sie zum Anlass für eine eingehende Untersuchung nehmen, denn sie könnten durch eine bakterielle Überwucherung des Dünndarms verursacht werden:

- ein aufgetriebener Bauch und starke Blähungen, die oft von (krampfartigen) Bauchschmerzen und Durchfall begleitet werden – die Leitsymptome von SIBO.
- eine Kombination von ausgeprägten Blähungen und anhaltender Verstopfung – in diesem Fall liegt wahrscheinlich eine methandominante Form von SIBO – beziehungsweise IMO – vor.

### *Das typische SIBO-Beschwerdemuster*

Beschwerden infolge einer bakteriellen Dünndarmfehlbesiedelung werden maßgeblich durch die bakterielle Fermentation hervorgerufen und lassen sich deshalb in den meisten Fällen mit dem Essen in Verbindung bringen. Für den erfahrenen Therapeuten ist dieses Beschwerdemuster wegweisend bei der Diagnose.

Wann sich Beschwerden verschlimmern:

- Die Beschwerden stellen sich innerhalb der ersten Stunde, oft etwa 40 bis 60 Minuten nach dem Essen ein.
- Die Beschwerden nehmen im Tagesverlauf zu, am Abend sind sie oft besonders stark ausgeprägt.
- Kohlenhydratreiche Mahlzeiten wie Pasta oder Pizza verschlimmern die Beschwerden erheblich.
- Die Einnahme von Probiotika (siehe Seite 120) hat keinen positiven Einfluss auf die Symptome beziehungsweise verstärkt die Beschwerden sogar.

Wann sich Beschwerden bessern:

- Nach einer längeren Nüchternphase zum Beispiel am Morgen oder in der Nacht bestehen kaum noch Beschwerden.
- Die Symptome bessern sich bei geringer Nahrungsaufnahme.
- Der (weitgehende) Verzicht auf Kohlenhydrate führt zu Beschwerdefreiheit.

### SYMPTOMTAGEBUCH

Um Ihrem persönlichen Beschwerdemuster genauer auf die Spur zu kommen, ist es sinnvoll, eine Zeit lang ein Symptomtagebuch zu führen und die Aufzeichnungen dann mit Ihrem Arzt durchzusprechen.

Notieren Sie dafür alle Lebensmittel und Nahrungsergänzungsmittel, die Sie zu sich nehmen, mit Datum, Uhrzeit und Ort sowie die auftretenden Beschwerden.

## SIBO ODER REIZDARM? REIZDARM DURCH SIBO?

Was ist Ursache und was ist Folge? Ist der Reizdarm eine Folge von SIBO? Oder ist SIBO eine Erkrankung mit Symptomen eines Reizdarms? Könnte es sein, dass reizdarmtypische Auslöser wie eine gestörte Darmmotilität zugleich der Entstehung einer bakteriellen Fehlbesiedelung des Dünndarms Vorschub leisten?
Und überhaupt: Welche Schlüsse für eine erfolgreiche Therapiestrategie lassen sich aus der großen Überlappung der beiden Krankheitsbilder ziehen?
Noch können nicht all diese Fragen vollständig beantwortet werden. Fest steht jedoch: Eine bakterielle Fehlbesiedelung des Dünndarms kann mit relativ einfachen Tests nachgewiesen werden (siehe Seite 77). Steht die Diagnose und erfolgt eine angemessene Behandlung, erhalten nicht nur SIBO-Patienten, sondern auch viele Reizdarmkranke ihre Lebensqualität zurück. Denn endlich sind sie wieder beschwerdefrei.

### *Weiterführende Labordiagnostik*

Um den Ursachen Ihrer Beschwerden umfassend auf den Grund zu gehen, kann eine weiterführende Labordiagnostik hilfreich sein (siehe Seite 86). Bitten Sie Ihren Arzt, die Gallensäure-Konzentration sowie Ihre Leberwerte zu messen. Außerdem sollten Sie, um einen eventuellen Vitamin- oder Mineralstoffmangel zu erkennen, die Spiegel der Vitamine A, D, E, $B_{12}$, $B_1$ und $B_3$ sowie die Eisen-, Zink-, Kalzium- und Magnesiumwerte ermitteln lassen.
Auch der Leaky-Gut-Marker Zonulin (bestimmt im Blut oder Stuhl) und/oder der Nachweis des Entzündungsmarkers Alpha-1-Antitrypsin im Stuhl sind wichtige Hinweisgeber, welche Therapie für Sie die richtige ist.

## BAKTERIENÜBERSCHUSS – DIE FOLGEN

- Blähungen (Hauptsymptom sowohl bei SIBO als auch bei der methandominanten Form von SIBO oder IMO)
- (krampfartige) (Ober-)Bauchschmerzen
- ein aufgetriebener, druckempfindlicher Bauch
- Abgang von (stinkenden) Darmwinden
- Völlegefühl und Mundgeruch
- Aufstoßen, Sodbrennen/Reflux (als Folge der Darmgase)
- Verstopfung (meist verursacht durch methanbildende Mikroorganismen)
- Durchfall (Hauptsymptom, wenn Darmbakterien den Dünndarm überwuchern)
- unverdaute Nahrungsbestandteile im Stuhl
- Vitaminmangel und andere Nährstoffdefizite bis hin zu Mangelerkrankungen (kommt bei einer methandominanten Form von SIBO oder IMO praktisch kaum vor)
- Nahrungsmittelunverträglichkeiten wie Histamin-, Laktose- und/oder Glutenunverträglichkeit
- Gewichtsverlust
- Gewichtszunahme/Übergewicht in Kombination mit Darmträgheit beziehungsweise Verstopfung, hervorgerufen durch methanbildende Mikroorganismen

Patienten mit einer bakteriellen Überwucherung des Dünndarms leiden zudem oft unter weiteren Beschwerden wie eingeschränkter körperlicher Leistungsfähigkeit, Konzentrationsstörungen, Brain Fog, Müdigkeit, Erschöpfung, depressiven Verstimmungen, Angststörungen, Hautproblemen, Kopf- und/oder Gelenkschmerzen.

## AUF EINEN BLICK: URSACHEN VON SIBO

Wenn bestimmte Umstände den Durchgang von Nahrungs- und Abfallprodukten im Verdauungstrakt verlangsamen, kann SIBO entstehen. Die häufigsten Ursachen und Risikofaktoren sind:

- **höheres Lebensalter**
- **operative Eingriffe im Bauchraum wie**
  - Dünndarmteilentfernung
  - Magenbypass-Operation
  - Entfernung der Ileozäkalklappe
- **anatomische Veränderungen (mit Krankheitswert) wie**
  - Ausstülpungen der Darmwand (Divertikel – bis hin zu Divertikulose/Divertikulitis)
  - Darmschlingen
  - Blindsacksyndrom
  - Fisteln
  - Funktionsstörungen/Schädigungen der Ileozäkalklappe
  - Verwachsungen und Verklebungen infolge einer Bauchoperation (zum Beispiel Blinddarmoperation) oder Unterleibsoperation (etwa laparoskopische Eingriffe zur Entfernung von Endometrioseherden, Kaiserschnitt etc.)
- **Erkrankungen des Verdauungstrakts, zum Beispiel:**
  - vorheriger Magen-Darm-Infekt (postinfektiöse Reaktion)
  - krankhafte Störung der Magenentleerung (Gastroparese)
  - Kurzdarmsyndrom (bei mehrfach operiertem Dünndarm)
  - chronisch-entzündliche Darmerkrankungen wie Morbus Crohn und Colitis ulcerosa
  - Zöliakie
  - Gallenblasenfunktionsstörung/Gallensteine

  - (chronische) Bauchspeicheldrüsenentzündung
- **systemische Erkrankungen wie**
  - Immunschwäche (als Folge eines Immundefekts oder HIV)
  - Krebs der Bauch- oder Unterleibsorgane
  - Hashimoto-Thyreoiditis
  - autoimmunbedingte Gastritis, Leberzirrhose
- **systemische Erkrankungen, die mit einer Schädigung von Darmnerven einhergehen und so eine verminderte Darmtätigkeit zur Folge haben, zum Beispiel:**
  - (langjähriger) Diabetes/diabetische Neuropathie
  - Autoimmunerkrankungen wie Sklerodermie
  - neurodegenerative Erkrankungen wie Parkinson
- **(krankhafte) Fehlfunktionen des Körpers, zum Beispiel:**
  - Bauchspeicheldrüsenschwäche mit einer eingeschränkten Produktion von Verdauungsenzymen
  - Schilddrüsenunterfunktion
  - Nahrungsmittelunverträglichkeiten wie Laktoseintoleranz, Fruktoseintoleranz oder Glutenunverträglichkeit
  - Magensäuremangel
  - Mangel an Verdauungsenzymen oder Gallenflüssigkeit
- **Medikamente/Krebsbehandlung wie**
  - Magensäureblocker (Protonenpumpenhemmer)
  - Antibiotika (siehe Seite 14)
  - nicht-steroidale Antirheumatika (zum Beispiel Ibuprofen)
  - Immunsuppressiva
  - Opioide (Motilitätsstörungen!)
  - Chemotherapeutika/Strahlentherapie

# Wie SIBO diagnostiziert wird

Viele Patienten haben erfolglose Reizdarmbehandlungen hinter sich, bevor sie endlich erfahren, dass sie an einer Dünndarmfehlbesiedelung leiden. Die SIBO-Diagnostik sollte deshalb zum Standard werden, wenn der Verdacht »Reizdarm« im Raum steht.

## DER DIREKTE ERREGERNACHWEIS – AUSSAGEKRÄFTIG, ABER AUFWENDIG

Ein Großteil aller Krankheitserreger lässt sich in Untersuchungsproben direkt nachweisen – das gilt auch für die Bakterien, die sich fälschlicherweise im Dünndarm vermehrt haben. Der direkte Nachweis von SIBO ist allerdings nur mithilfe einer endoskopischen Untersuchung möglich – was nicht nur aufwendig und teuer ist, sondern auch ein invasives Vorgehen unter Narkose erfordert.

## *Schwer zugänglicher Dünndarm*

Ein Grund ist, dass der Dünndarm für eine Untersuchung sehr viel schwerer zugänglich ist als viele andere Organe. Das ist zum einen in seiner Lage – in der Mitte des Verdauungstrakts –, zum anderen aber auch in seiner Länge von bis zu sechs Metern begründet: Selbst mit bewährten und genauen Methoden wie der Koloskopie oder der Doppelballon-Enteroskopie lässt sich der Dünndarm

### KAPSELENDOSKOPIE – KEINE ALTERNATIVE BEI SIBO

Auch die Kapselendoskopie ist eine endoskopische Untersuchung des Dünndarms, doch kommt hierbei kein Endoskop zum Einsatz, sondern eine pillenförmige Kapsel, die man einfach mit etwas Wasser einnimmt. Für die SIBO-Diagnostik ist das Verfahren jedoch nicht geeignet.
Denn die Kapselendoskopie dient ausschließlich dazu, Bilder vom Inneren des Dünndarms zu liefern, um so zum Beispiel Blutungsquellen, Polypen oder Tumore aufzuspüren beziehungsweise einen Verdacht auf Zöliakie abzuklären. Hierfür enthält die Kapsel eine Minikamera, die während der Passage durch den Darm bis zu acht Stunden lang Videobilder aufzeichnet und an einen Datenspeicher sendet, der am Gürtel des Patienten befestigt ist; der Arzt wertet die Fotos dann über einen PC aus. Hat die Kapsel ihren Weg durch den Verdauungstrakt beendet, wird sie mit dem Stuhl wieder ausgeschieden. Eine bakterielle Fehlbesiedelung kann die Kamera aber nicht erfassen.

nicht in einem einzigen Untersuchungsgang komplett begutachten. Deshalb ist es üblich, entweder den oberen Dünndarmabschnitt (beginnend am Pförtner des Magens) zum Beispiel im Rahmen einer Magen-/Speiseröhren-/Dünndarmspiegelung zu untersuchen oder aber den unteren Bereich (endend mit der Ileozäkalklappe am Übergang zum Dickdarm) in Kombination mit einer Spiegelung des Dickdarms zu begutachten.

## Der endoskopische Weg – Flüssigkeitsprobe aus dem Leerdarm

Im Rahmen der SIBO-Diagnostik dient die Dünndarm-Endoskopie vor allem dazu, eine Probe von Flüssigkeit (Aspirat) aus dem oberen Abschnitt des Dünndarms (Leerdarm, Jejunum) zu entnehmen, die dann im Labor analysiert wird.

Dies ist die sicherste Möglichkeit, überwuchernde Bakterien im Dünndarm direkt nachzuweisen: Werden in dem gewonnenen Jejunumaspirat mehr als $10^3$ (früher $10^5$) Mikroorganismen pro Milliliter Dünndarmflüssigkeit gezählt, gilt der Test als positiv und eine bakterielle Fehlbesiedelung des Dünndarms als bewiesen.

### WICHTIG ZU WISSEN

Der Körper kann weder Wasserstoff noch Methan selbst herstellen. Dies macht sich der Atemtest zunutze: Liefert er ein positives Ergebnis, kommen als Produzenten von Methan und Wasserstoff nur Darmbakterien beziehungsweise methanbildende Archaeen infrage – und die Diagnose SIBO (beziehungsweise IMO) gilt als gesichert.

**AKTUELLE EMPFEHLUNG DES ACG**

In seiner aktuellen SIBO-Leitlinie (2020) sieht das American College of Gastroenterology (ACG) grundsätzlich einen Atemtest mit Glukose und/oder Laktulose vor, wenn …

… der Verdacht auf ein Reizdarmsyndrom besteht.

… sich die Symptome eines Reizdarmsyndroms trotz verschiedener Therapieversuche nicht bessern.

… bei Patienten der Verdacht auf eine gestörte Darmbeweglichkeit besteht.

… Bauchschmerzen, Blähungen, Blähungen und/oder Durchfall nach einer Bauchoperation auftreten.

## DER ATEMTEST – EINE EINFACHE UNTERSUCHUNG BRINGT AUFSCHLUSS

Als nicht-invasive diagnostische Alternative zur Dünndarm-Endoskopie hat sich der Atemgastest (Atemtest) unter Verwendung von Glukose oder Laktulose etabliert. Mit dieser Methode kann ebenfalls eine bakterielle Fehlbesiedelung des Dünndarms nachgewiesen werden – wenn auch auf indirektem Weg.
Denn nicht die Bakterien selbst werden bestimmt, sondern die Konzentration ihrer Stoffwechselprodukte wird ermittelt und diagnostisch bewertet. Das ist in diesem Fall Wasserstoffgas (Hydrogen, $H_2$), das, wie Sie inzwischen wissen, entsteht, wenn Dickdarmbakterien Kohlenhydrate aus der Nahrung fermentieren. Das Gas tritt durch die Darmwand in den Blutkreislauf über und wird schließlich zur Lunge transportiert. In der Atemluft kann es dann mithilfe eines speziellen elektrochemischen Geräts (ähnlich einem

Alkoholmessgerät) nachgewiesen werden – und auch wie viel Gas gebildet wird, kann ermittelt werden. Neben Wasserstoff lässt sich auch Methan ($CH_4$) in der Atemluft messen. Noch einmal zur Erinnerung: Sind zu viele methanbildende Archaeen (siehe Seite 60) vorhanden, nutzen sie Wasserstoff als Substrat für die Bildung von Methan und verursachen so eine methandominante Form von SIBO – auch IMO genannt.

## Der Nutzen überwiegt

Man muss allerdings hinzufügen: Der Atemtest zur diagnostischen Abklärung einer bakteriellen Überwucherung des Dünndarms ist nicht unumstritten. Kritiker verweisen darauf, dass die Tests, etwa was die Dosierung des verwendeten Zuckers oder die Festlegung des Grenzwerts betrifft, von Land zu Land variieren. Außerdem monieren sie eine gewisse Störanfälligkeit, insbesondere, wenn Fehler bei der Vorbereitung gemacht wurden, die Testdauer nicht lang genug war und/oder Methan nicht erfasst wurde.

Dennoch erkennen die meisten medizinischen Fachgesellschaften den Atemtest zum Nachweis von SIBO inzwischen als wichtige diagnostische Methode an – auch, weil es bislang an aussagekräftigeren Alternativen mangelt.

## Testzuckerlösung mit Glukose oder Laktulose

Für die beiden SIBO-Atemtests, die hierzulande zum Einsatz kommen, wird entweder Glukose oder Laktulose verwendet. Meist erfolgen die Tests einzeln, sie können aber auch miteinander kombiniert werden, etwa, wenn der Glukose-Test trotz eindeutiger SIBO-Symptome unauffällig geblieben ist. In diesem Fall kann im Anschluss, oft noch am gleichen Tag, ein Laktulose-Atemtest durchgeführt werden; mitunter rät der Arzt aber auch dazu, zwischen den beiden Atemtests einen Tag Abstand einzuplanen. Wichtig zu wissen: Schon kurz nachdem die Zuckerlösung getrunken wurde, können sich die Beschwerden schlagartig verschlimmern. So unangenehm diese Begleiterscheinung auch ist – aus medizinischer Sicht ist dies bereits ein wichtiges Indiz, dass SIBO der Grund für die Symptome ist.

### *Der Glukose-Atemtest – zuverlässig …*

Glukose ist für den Körper eine wichtige Energiequelle, deshalb wird sie schnell und in der Regel schon im oberen Teil des Dünndarms vollständig resorbiert. Ist der Dünndarm überwuchert, wird die Glukose jedoch bereits zum größten Teil von den Bakterien verdaut, ehe sie in den Blutkreislauf gelangen kann. Damit einher geht ein Anstieg der Wasserstoff-Konzentration in der Atemluft, was dann als positives Testergebnis gewertet werden kann.

### *… aber abhängig vom Sitz der Keime*

Der Glukose-Atemtest ist eine etablierte Methode zum Nachweis einer bakteriellen Dünndarmfehlbesiedelung. Aber man muss wissen, dass seine Aussagekraft wesentlich davon abhängt, wo genau sich die Bakterien im Dünndarm niedergelassen haben. Einen zuverlässigen Befund liefert er nämlich nur dann, wenn sich die Bakterien im oberen (proximalen) Abschnitt des Dünndarms befinden. Bei SIBO ist es jedoch meist so, dass die Mehrzahl der Bakterien den unteren (distalen) Dünndarmbereich überwuchert – und in diesem Fall versagt der Test. Denn die Glukose wurde schon auf den ersten 60 bis 90 Zentimetern des Dünndarms in den Körper aufgenommen. Und das bedeutet: keine Vergärung durch Bakterien – und damit auch kein Wasserstoffgas als messbares Stoffwechselprodukt.

**GLUKOSE-ATEMTEST – DAS PROZEDERE**

Die Spannbreite der Dosierungsempfehlungen für den Glukose-Atemtest ist groß – von 50 bis 80 Gramm Glukose für 200 oder auch 250 Milliliter Wasser. Wir richten uns nach den Vorgaben des American College of Gastroenterology (ACG), weil sie aus dem Jahr 2020 stammen und somit die aktuellsten sind. Danach werden 75 Gramm Glukose in 250 Milliliter Wasser gelöst. Die Atemproben werden in 15- bis 20-minütigen Intervallen über etwa drei Stunden untersucht. Ein in der Atemluft gemessener Wasserstoffanstieg von 20 ppm (parts per million) und mehr über dem Ausgangswert innerhalb von 90 bis 120 Minuten (wie sie die amerikanischen Leitlinien der ACG vorsehen) beziehungsweise 60 bis 90 Minuten nach dem Trinken der Glukoselösung gilt als sicherer Hinweis auf SIBO – zumindest laut nordamerikanischem Konsens, nach dem sich auch in Deutschland viele Mediziner richten.

### Der Laktulose-Atemtest

Hier kommt nun der Laktulose-Atemtest ins Spiel, mit dem sich eine bakterielle Überwucherung im mittleren und unteren Teil des Dünndarms nachweisen lässt. Laktulose ist ein Zweifachzucker (Disaccharid) aus Galaktose und Fruktose, der im Dünndarm nicht in seine Einzelbestandteile gespalten werden kann. Deshalb wird Laktulose immer erst im Dickdarm vergoren – es sei denn, es liegt SIBO vor: Dann wird der Zucker schon im Dünndarm von den Bakterien abgefangen und folglich auch schon sehr viel früher

### LAKTULOSE-ATEMTEST – DAS PROZEDERE

Das ACG empfiehlt, 10 Gramm Laktulose in 250 Milliliter Wasser zu lösen; hierzulande werden jedoch meist 15 Gramm Laktulose für diese Menge Wasser verwendet. Wie beim Glukosetest werden die Proben in 15- bis 20-minütigen Intervallen etwa drei Stunden lang untersucht. Für eine Dünndarmfehlbesiedelung spricht Folgendes:

- ein in der Atemluft gemessener Wasserstoffanstieg von 20 ppm (parts per million) und mehr über dem Ausgangswert innerhalb von 90 bis 120 Minuten (wie sie die Leitlinien des ACG vorsehen) beziehungsweise 60 bis 90 Minuten nach dem Trinken der Laktuloselösung und/oder
- ein in der Atemluft gemessener Methananstieg von 10 ppm und mehr über dem Ausgangswert gegenüber dem niedrigsten vorherigen Wert innerhalb von 90 bis 120 Minuten – oder, wie es die amerikanischen Leitlinien definieren, zu irgendeinem Zeitpunkt des Tests.

Manche SIBO-Experten bewerten allerdings schon einen Methananstieg von 5 ppm als Beweis für das Vorhandensein von Methanogenen im Dünndarm. Typisch ist auch ein zweigipfliger Verlauf, bei dem es nach 60 bis 90 Minuten zu einem ersten Anstieg und nach etwa 120 bis 150 Minuten zu einem zweiten signifikanten Anstieg von Wasserstoff in der Atemluft kommt. Dann wird der erste Peak durch SIBO und der zweite (größere) Peak durch das Ankommen der Laktulose im Dickdarm hervorgerufen (sogenannte Kolonreaktion).

verstoffwechselt. Diese verkürzte Transportzeit (oro-zökale Transitzeit) ist durch eine frühzeitig einsetzende Gasproduktion messbar und lässt sich diagnostisch nutzen: Anhand der Zeitspanne zwischen dem Trinken der Laktulose-Lösung und dem Zeitpunkt, zu dem ein Anstieg von Wasserstoff und/oder Methan in der Atemluft nachgewiesen wird, kann ermittelt werden, ob ein Großteil der Laktulose bereits im Dünndarm fermentiert wird. Und zudem kann sogar ungefähr festgestellt werden, welchen Abschnitt des Darms die Bakterien besiedeln.

Bei gesunden Menschen führt die Aufnahme von Laktulose nämlich zu einem einzigen Anstieg von Wasserstoff und/oder Methan innerhalb von 120 bis 180 Minuten – diese Zeitspanne entspricht zugleich der normalen Transitzeit durch den Dünndarm. Steigen die Werte eines oder beider Gase schon früher und/oder mehrmals an, steht die SIBO-Diagnose fest.

### *Wann ein negatives Ergebnis auch wirklich negativ bedeutet*

Auch in Deutschland wird die Durchführung wie auch die Auswertung von SIBO-Atemtests nicht einheitlich gehandhabt. Abweichungen in Dosierung oder Untersuchungszeit, mitunter sogar in der Interpretation des Testergebnisses sind deshalb von Praxis zu Praxis oder medizinischer Einrichtung möglich.

Fest steht jedoch: Das negative Ergebnis eines Glukose-Atemtests kann ein falsch-negatives Ergebnis sein. Dazu kann es vor allem dann kommen, wenn vornehmlich die unteren Abschnitte des Dünndarms von der Fehlbesiedelung betroffen und/oder methanbildende Mikroorganismen beteiligt sind. In diesem Fall ist es wichtig, auch einen Laktulose-Atemtest durchzuführen.

Vorausgesetzt, die Vorbereitung auf den Laktulose-Atemtest ist korrekt und der Untersuchungszeitraum war lang genug, ist ein falsch-negativer Befund bei einem Laktulose-Atemtest eher selten. Anders gesagt: Ist das Testergebnis unauffällig, ist es sehr wahrscheinlich, dass die Beschwerden durch eine andere Ursache als durch SIBO hervorgerufen werden.

### Set für den Selbsttest – Entnahme der Atemluftprobe zu Hause

Es ist möglich, einen Laktulose-Atemtest zum Nachweis von Wasserstoff und/oder Methan auch bequem zu Hause durchzuführen. Das Prozedere ist dem in der Arztpraxis ähnlich, nur dass Sie das Testset (inklusive einer Schritt-für-Schritt-Anleitung) zugeschickt bekommen und die Atemluft-Proben selbstständig mithilfe eines Mundstücks mit Vakuumröhrchen entnehmen. Dadurch wird die Luft gespeichert und transportfähig gemacht. Diese Proben werden dann zurück ans Labor gesendet und dort ausgewertet. Das Testergebnis wird von einem erfahrenen SIBO-Arzt interpretiert, der gegebenenfalls auch gleich die infrage kommenden Therapieoptionen nennt. Wichtig zu wissen: Da es sich um ein zugelassenes Arzneimittel handelt, ist Laktulose apothekenpflichtig (aber nicht rezeptpflichtig!) und liegt dem Testkit deshalb in der Regel nicht bei. Das heißt: Sie müssen sich die Laktulose-Lösung in der Apotheke besorgen, bevor Sie den Atemtest durchführen können. Die Kosten für solch einen Selbsttest liegen insgesamt bei 100 bis 125 Euro. Generell gilt: Um eine Verfälschung des Ergebnisses zu vermeiden, sollten Sie sich unbedingt an die Vorgaben für die richtige Vorbereitung (siehe Seite 84) halten. Prinzipiell ist es zudem ratsam, einen SIBO-Atemtest unter ärztlicher Anleitung beziehungsweise Aufsicht durchzuführen – auch wenn Sie sich für einen Atemtests als Selbsttest entscheiden.

## ATEMTEST – AUF DIE VORBEREITUNG KOMMT ES AN

Um bei einem Atemtest ein möglichst aussagekräftiges Testergebnis zu erzielen, ist eine gute Vorbereitung wichtig:
Nehmen Sie sich zunächst ausreichend Zeit. Die gesamte Untersuchung dauert mindestens drei Stunden. 12 Stunden vor Testbeginn sollten Sie nichts essen und keine zuckerhaltigen Getränke (auch keine fruchtzuckerhaltigen beziehungsweise »Light«-Getränke) konsumieren. 12 Stunden vor Testbeginn sollten Sie außerdem das Rauchen einstellen, keinen Kaugummi kauen und keine Bonbons lutschen. Idealerweise setzt sich Ihre zuletzt verzehrte Mahlzeit zusammen aus Fleisch, Geflügel oder Fisch und weißem Reis (wenn sichergestellt ist, dass er keine Symptome verursacht). Erlaubt sind eine klare Rindfleisch- oder Hühnerbrühe, jedoch keine Knochenbrühe oder Bouillon. Unbedingt verzichten sollten Sie auf Milchprodukte, Ballaststoffe (Gemüse, Vollkornprodukte, Hülsenfrüchte), Rohkost, Obst und blähende Speisen (wie Bohnen, Kohl oder Lauchgemüse). Planen Sie den Testtag so, dass Sie körperliche Aktivitäten vermeiden können.

### *Am Testtag*

Atemtests werden nüchtern am Vormittag durchgeführt. Beginnen Sie den Tag deshalb nur mit einem Glas warmem Wasser; auf diese Weise werden möglicherweise vorhandene gasbildende Keime ausgeschwemmt. Wenn Sie eine Zahnprothese tragen: Verwenden Sie an diesem Tag kein Haftmittel.

### *Während des Tests*

Während der gesamten Testzeit sollten Sie sich möglichst ruhig verhalten, aber nicht schlafen. Nehmen Sie eine Atemgasprobe

immer im Sitzen vor: Setzen Sie sich hin und warten Sie dann mindestens 1 Minute, bis Sie die Probe nehmen.
Rauchen Sie nicht während des Tests – auch nicht in den Pausen zwischen den einzelnen Messungen. Notieren Sie Beschwerden, die Sie während der Testdurchführung an sich beobachten.

### Wenn Sie regelmäßig Medikamente einnehmen

Vier Wochen vorher: Wenn Sie Antibiotika oder ein Antipilzmedikament einnehmen mussten, sollte die Behandlung nun abgeschlossen sein.
Zwei Wochen vorher: Beenden Sie die Einnahme von pflanzlichen und anderen Nahrungsergänzungsmitteln.
Eine Woche vorher: Nehmen Sie keine Abführmittel, insbesondere Laktulose, und Präparate mehr ein, die die Darmmotilität fördern.
Am Testtag: Müssen Sie Medikamente einnehmen, sollten Sie diese erst nach dem Test oder – wenn das nicht möglich ist – eine Stunde vor Testbeginn einnehmen.

### Wann macht eine zusätzliche Stuhluntersuchung Sinn?

Manche Laborärzte bieten als ergänzende Untersuchung eine molekularbiologische Analyse des Darmmikrobioms anhand einer Stuhlprobe an, um zum Beispiel methanbildende Darmbakterien nachzuweisen (siehe Seite 60).
Eine Stuhluntersuchung ist ein wichtiges diagnostisches Mittel, um eine Vielzahl von Erkrankungen des Verdauungssystems abzuklären. Ebenso lässt sich mit einem Stuhltest ermitteln, ob eine Dysbiose vorliegt. Speziell für die SIBO- (oder in diesem Fall besser für die IMO-)-Diagnostik kann eine Stuhluntersuchung zudem wertvolle Dienste leisten, wenn der Atemtest eine übermäßige Methan-

produktion anzeigt. Oft weist der Stuhl der Betroffenen dann ebenfalls einen erhöhten Methanogenspiegel auf, was darauf hindeutet, dass methanbildende Mikroorganismen im gesamten Darmtrakt vorkommen. Für den Nachweis einer bakteriellen Überwucherung des Dünndarms ist diese Methode dagegen nur bedingt geeignet. Denn als Endprodukt der Verdauung spiegelt der Stuhl vor allem die Vorgänge und die Zusammensetzung des Darmmikrobioms im Dickdarm wider – über die Verhältnisse im Dünndarm gibt er praktisch keine Auskunft.

Diskutiert wird, ob das Protein Calprotectin, das bei entzündlichen Prozessen des Verdauungstrakts im Stuhl in größeren Mengen vorkommt, auch ein Marker für SIBO sein könnte; hier steht eine endgültige Beurteilung aber noch aus. Deshalb gilt vorerst weiterhin: Eine SIBO-Diagnose sollte – und kann – nicht aufgrund einer einzigen Stuhluntersuchung gestellt werden.

### Weitere Untersuchungen zum Ausschluss anderer Ursachen

Zum Untersuchungsprogramm können weitere Verfahren wie eine Ultraschalluntersuchung des Bauchraums, eine MRT-Untersuchung des Dünndarms und/oder eine Blutuntersuchung zum Nachweis eines Nährstoffmangels gehören; sie werden im Rahmen der SIBO-Diagnostik jedoch in erster Linie als ergänzende Maßnahmen verstanden. Insbesondere, wenn die Atemtests negativ ausgefallen sind, bieten sich Untersuchungen zum Ausschluss anderer Ursachen jedoch an. Dazu gehören zum Beispiel eine Darmspiegelung, um zu überprüfen, ob die Beschwerden durch eine chronisch-entzündliche Darmerkrankung verursacht werden, oder die Bestimmung von speziellen Antikörpern im Blut zur Abklärung eines Zöliakie-Verdachts.

# DIE SÄULEN DER SIBO-THERAPIE

Beschwerdefrei zu werden und es dann möglichst auch zu bleiben – das ist das Ziel der ganzheitlich ausgerichteten SIBO-Therapie. Allerdings: Die eine SIBO-Behandlung gibt es nicht. Wichtig ist vielmehr ein maßgeschneidertes Behandlungskonzept, das auf das individuelle Krankheitsbild des Betroffenen abgestimmt ist – und das immer wieder engmaschig überprüft und gegebenenfalls angepasst wird, wenn sich auf dem Weg zur Darmgesundheit neue Hürden ergeben.

# Ursachen finden und behandeln

Damit die Therapie SIBO-bedingter Reizdarmbeschwerden dauerhaft erfolgreich ist, müssen einige Voraussetzungen erfüllt sein: Die Behandlung muss an der Ursache ansetzen, Bakterien beseitigen, Symptome lindern und Rückfälle vermeiden.

## DIE WICHTIGSTEN ZIELE EINER SIBO-BEHANDLUNG

Manchen Menschen gelingt es, ihre SIBO-bedingten Reizdarmsymptome allein mit der Einnahme von Antibiotika oder mit dem Verzicht auf bestimmte Nahrungsmittel in den Griff zu bekommen. Das ist jedoch die Ausnahme. In den allermeisten Fällen hilft langfristig nur eine Behandlungsstrategie, die in aufeinander abgestimmten Etappen mehrere Therapiemaßnahmen umfasst, sich oft über einige Monate oder sogar Jahre erstreckt und die folgenden Ziele verfolgt:

- die Behandlung der den Beschwerden zugrunde liegenden eigentlichen Ursache
- die Bekämpfung der bakteriellen Überwucherung des Dünndarms mithilfe von pharmazeutischen und/oder pflanzlichen Antibiotika sowie einer kohlenhydratarmen Ernährungstherapie als Begleitmaßnahme
- die Heilung der geschädigten Darmschleimhaut/ des Leaky-Gut-Syndroms
- der Ausgleich von Mangelzuständen, allen voran von einem Mangel an Verdauungsenzymen, Vitaminen und anderen Mikronährstoffen

Zur Basistherapie gehört auch, eine gezielte Behandlung einzuleiten, um eine eingeschränkte Darmmotilität oder einen Mangel an Magensäure zu beheben. Denn sie sind, wie Sie inzwischen wissen, die beiden wichtigsten Regulationsmechanismen, um den Dünndarm vor einer bakteriellen Überwucherung zu schützen. Ist einer von beiden beeinträchtigt, kann SIBO entstehen.

## DEM URSPRUNG AUF DEN GRUND GEHEN

Immer wieder kommt es vor, dass SIBO-Patienten nicht die Therapie bekommen, die sie benötigen. Ein Grund dafür kann sein, dass sich die Behandlung allein auf die Linderung der Symptome beschränkt, die eigentliche Ursache für die Entstehung der bakteriellen Überwucherung des Dünndarms aber außen vor bleibt. Fakt ist jedoch, dass SIBO mit vielen anderen Erkrankungen in Zusammenhang steht: Meist gibt es einen konkreten Grund (siehe Seite 72), weshalb sich Bakterien im Dünndarm ansiedeln konnten –

**L-THYROXIN ALS AUSLÖSER FÜR SIBO?**

Eine Studie der Ruhr-Universität Bochum hat ergeben, dass auch die Dauereinnahme von Schilddrüsenhormonen (L-Thyroxin) zum Ausgleich einer chronischen Schilddrüsenunterfunktion die Entstehung von SIBO begünstigt. Die genauen Zusammenhänge sind allerdings noch unklar.

und oft sind es sogar mehrere Faktoren, die die Weichen für die Entstehung von SIBO gestellt haben. Diesen Faktoren auf die Spur zu kommen und sie dann, wenn möglich, gezielt zu behandeln, ist eine wichtige Säule der SIBO-Therapie.

## SIBO durch eine eingeschränkte Darmmotilität

Gut erforscht sind inzwischen die Zusammenhänge zwischen SIBO und hierzulande häufigen Erkrankungen wie Schilddrüsenunterfunktion (oft als Folge der Autoimmunkrankheit Hashimoto-Thyreoiditis) oder Diabetes. Ihr gemeinsamer Nenner ist, dass sie die Bewegungsabläufe im Darm ähnlich stark stören können wie anatomische Ursachen (siehe Seite 72). Besteht eine Unterfunktion der Schilddrüse, liegen die Gründe auf der Hand. Denn Schilddrüsenhormone spielen eine wichtige Rolle bei der Darmmotilität, da sie an der Regulation und Steuerung des enterischen Nervensystems wie auch des migrierenden motorischen Komplexes (MMC, siehe Seite 53) wesentlich beteiligt sind. Bildet die Schilddrüse nicht genug Hormone, wird nicht nur die Motilität des Darms beeinträchtigt, sondern auch die darmeigene Reinigungsfunktion lässt nach. Und das bedeutet, dass Bakterien leichtes Spiel haben, sich im Dünndarm anzusiedeln. Aber auch ein Diabetes kann die Darmbeweglichkeit und damit den MMC erheblich beeinträchtigen. In diesem Fall ist eine Schädigung der Nerven im Darm (autonome Neuropathie) infolge des hohen Blutzuckerspiegels die Ursache.

### *Prokinetika für eine bessere Darmbeweglichkeit*

Eine verminderte Darmbeweglichkeit lässt sich mithilfe von Medikamenten, den sogenannten Prokinetika, behandeln. Verschreibungspflichtige Prokinetika (zum Beispiel Metoclopramid, Domperidon, Erythromycin) wirken etwas stärker und sind auf jeden Fall eine Option, wenn die eingeschränkte Darmmotilität neurologische Ursachen (neben Diabetes zum Beispiel auch Multiple Sklerose oder die Parkinson-Krankheit) hat oder wenn sie eine Begleiterscheinung von chronischen Erkrankungen wie der Schilddrüsenunterfunktion ist. In diesem Fall kann es notwendig sein, das Prokinetikum nach erfolgter SIBO-Behandlung als Dauertherapie einzusetzen. Aber auch natürliche Prokinetika haben sich bewährt, allen voran eine standardisierte Kombination aus Bittere Schleifenblume, Angelikawurzel, Kamillenblüten, Kümmelfrüchten, Mariendistelfrüchten, Melissenblättern, Pfefferminzblättern, Schöllkraut und Süßholzwurzeln (Iberogast®). Auch Ingwer wirkt als natürliches Prokinetikum, allerdings nur in hoher Dosierung (1000 Milligramm). Einige Therapeuten verwenden standardmäßig Prokinetika nach einer Antibiotika-Therapie, um einen Rückfall zu verhindern. Auch die Einnahme von schmerzlindernden Opiaten oder Benzodiazepinen (Beruhigungsmitteln) kann die Darmbewegungen vermindern (und zu Verstopfung führen). Wenn möglich, sollten diese Medikamente während der SIBO-Therapie deshalb gegen andere Arzneien ausgetauscht werden.

## Zu wenig Magensäure

Ähnliche ungute Folgen für den Dünndarm kann es haben, wenn zu wenig Magensäure, zu wenig Gallensäure und/oder zu wenig Verdauungssäfte (Funktionsstörung der Bauchspeicheldrüse!) produziert werden. Auch hier kann eine Schilddrüsenunterfunktion ursächlich verantwortlich sein. Denn fehlen Schilddrüsenhormone, bilden die Belegzellen der in der Schleimhaut des Magens gelegenen Drüsen nicht genug Magensäure.
Magenerkrankungen wie eine Helicobacter-pylori-Infektion, eine atrophische Gastritis oder eventuell auch die Einnahme von Protonenpumpenhemmern (siehe Seite 48) sind ebenfalls häufige Gründe für eine verringerte Bildung von Magensäure. Dadurch fallen die natürlichen Bollwerke gegen eine Bakterieninvasion über die Ernährung aus und die Weichen für die Entstehung von SIBO werden gestellt. Auch in diesen Fällen gilt es, der Behandlung der ursächlichen Erkrankung (oder eines ärztlich überwachten Ausschleichens der Protononenpumpenhemmer-Therapie) im Therapieplan einen wichtigen Stellenwert einzuräumen.

## Auslöser für Mangelerkrankungen

Im Übrigen gehen mit einer verminderten Produktion von Magensäure weitere ungünstige Folgeerscheinungen einher, die die gesundheitlichen Probleme von SIBO-Patienten verstärken können. Denn zu wenig Salzsäure führt unter anderem auch zu einer gestörten Eiweiß- und Fettverdauung, wodurch die Aufnahme von Proteinen wie auch von so wichtigen fettlöslichen Vitaminen wie Beta-Carotin, Vitamin A, D, E und K aus der Nahrung beeinträchtigt ist. Die SIBO-typischen Mangelerscheinungen können also von verschiedenen Faktoren ausgelöst werden beziehungsweise sich gegenseitig verstärken – ein Teufelskreis.

### DEFIZITE BEI DER MAGENSÄURE? EIN SELBSTTEST!

Sie können selbst herausfinden, ob Ihr Magen genug Magensäure bildet: Trinken Sie am Morgen auf nüchternen Magen 200 Milliliter Wasser, in dem ein Teelöffel Natron gelöst ist. Im Magen geht die Salzsäure nun umgehend eine chemische Reaktion mit dem Natron (Natriumcarbonat) ein und erzeugt Kohlendioxid. Die Folge ist, dass Sie aufstoßen müssen – in der Regel bereits nach wenigen Sekunden.

Setzt das Aufstoßen erst Minuten später ein oder bleibt es ganz aus, könnte ein Mangel an Magensäure vorliegen. Dann sollten Sie mit Ihrem Arzt besprechen, ob weitere Untersuchungen notwendig sind.

### Steigerung der Magensaftbildung mit pflanzlichen Mitteln

Es gibt einige pflanzliche Mittel, die die Bildung der Magensäure anregen:

- Allen voran zu nennen sind bitterstoffhaltige Kräuter wie Wermut, Enzian oder Tausendgüldenkraut (als Teezubereitung, in Pulverform oder als Tinktur).
- Auch Betain-HCL gilt als wirksam. Betain ist ein sekundärer Pflanzenstoff, der zum Beispiel in Quinoa und Roter Bete vorkommt. Die Verbindung Betain-HCL besteht überwiegend aus Betainen, die an Hydrochlorid (HCL = Salzsäure) gebunden sind. Betain-HCL wird in Kapsel- oder Tablettenform jeweils vor den Mahlzeiten eingenommen. Es sind auch Betain-HCL-Kapseln

**BITTERSTOFFE**

Bitterstoffe fördern nicht nur die Bildung von Magensäure, sie regen auch die Produktion von Verdauungssäften an und unterstützen die Gallen- und Leberfunktionen. Zudem legen aktuelle Untersuchungen nahe, dass sie auch Symptome einer Histaminintoleranz lindern können.

erhältlich, die zusätzlich Pepsin beziehungsweise Pepsin und Enzian enthalten.

- Zur Stimulierung der Magensäurebildung hat sich zudem Apfelessig bewährt (1 Esslöffel Apfelessig in 200 Milliliter Wasser verdünnen und jeweils vor einer Mahlzeit trinken).
- Natürliches Vitamin C (zum Beispiel aus Acerola, Cranberrys, Hagebutten), das während der Mahlzeiten eingenommen wird, setzt Eisen frei und unterstützt so dessen Aufnahme. Und Eisen unterstützt wiederum die Ansäuerung des Magens. Umgekehrt ist die Eisenaufnahme meist gestört, wenn zu wenig Magensäure gebildet wird.

### *Die Behandlung der zugrunde liegenden Ursache*

Idealerweise lässt sich die Ursache für eine bakterielle Überwucherung des Darms gut behandeln. Manchmal bedeutet dies, dass verschreibungspflichtige Medikamente eingenommen werden müssen, ein Mangel auszugleichen ist (zum Beispiel durch die Gabe von Verdauungsenzymen bei Funktionsstörungen der Bauchspeicheldrüse) oder dass eine chronische Erkrankung wie ein Diabetes besser eingestellt werden muss. Liegt eine anatomische Ursache wie zum Beispiel eine Fistel oder eine entzündungsbedingte Engstelle des Dünndarms vor, kann auch eine Operation erforderlich sein. Manchmal wird die Ursache zwar gefunden, kann aber nicht zufriedenstellend behandelt werden. Dies ist zum Beispiel der Fall, wenn die Ileozäkalklappe operativ entfernt wurde oder wenn ein Magen-Bypass gelegt wurde. Dann bleiben die therapeutischen Maßnahmen oft darauf beschränkt, Symptome zu mildern und zum Beispiel mithilfe einer Ernährungsumstellung (weitere) Schädigungen der Darmschleimhaut zu vermeiden.

## BEHANDLUNG MIT ANTIBIOTIKA

Die Behandlung der zugrunde liegenden Ursache ist die eine, die möglichst vollständige Beseitigung der unerwünschten Bakterien im Dünndarm die andere wichtige Maßnahme der SIBO-Basistherapie. Dies gelingt am besten mit Antibiotika: entweder mit einigen verschreibungspflichtigen oder aber mit pflanzlichen Antibiotika.

### *Die pharmazeutische Antibiotikatherapie*

Das am häufigsten eingesetzte Antibiotikum zur Behandlung der bakteriellen Dünndarmfehlbesiedelung ist der Wirkstoff Rifaximin (zum Beispiel Xifaxan®). Selbst Ärzte für Naturheilverfahren schätzen das Mittel, weil es zu den ganz wenigen Antibiotika gehört, die kaum resorbiert werden. Stattdessen wirkt Rifaximin gezielt im Dünndarm, wo es die gewünschte, lokal begrenzte Wirkung entfalten kann, ohne systemische Nebenwirkungen hervorzurufen. Sogar die Bakteriengemeinschaft im Dickdarm nimmt keinen Schaden. Im Gegenteil: Studien zeigen, dass Rifaximin die Diversität des Darmmikrobioms sogar begünstigt. Leider ist es so, dass Rifaximin in Deutschland nur die Zulassung als Medikament gegen Reisedurchfall und einer bestimmten Folge von Leberzirrhose (hepatische Enzephalopathie) hat. Eine Behandlung von SIBO oder eines Reizdarmsyndroms mit Durchfall als vorherrschendem Symptom gilt als *off-label-use*. Das bedeutet unter anderem, dass die gesetzlichen Krankenkassen die Kosten für die teure Behandlung in der Regel nicht erstatten.

- Rifaximin ist in Deutschland als Tablette in einer Dosierung von 200 Milligramm oder 550 Milligramm erhältlich. Meist wird empfohlen, zwei Wochen lang täglich insgesamt 1650 Milligramm (verteilt auf drei Einzelgaben) einzunehmen.
- Antibiotika wie Doxycylin, Amoxicillin oder Ciproxin haben mehr Nebenwirkungen und sind nur Therapie der zweiten Wahl.
- Bei der methandominanten SIBO mit Verstopfung ist Rifaximin oft weniger wirksam, deshalb wird bei diesem Krankheitsbild eine Kombination von Rifaximin und Metronidazol empfohlen.
- Auch Neomycin ist eine Option, doch ist der Wirkstoff für diese Indikation in Deutschland nicht zugelassen.

### WIRKT LOVASTATIN?

Derzeit laufen in Amerika Studien, in denen die Wirkung von Lovastatin zur Linderung der methandominanten Dünndarmfehlbesiedelung überprüft wird. Lovastatin gehört zur Gruppe der Statine und wird hierzulande zur Senkung erhöhter Cholesterinwerte im Blut eingesetzt.

Der SIBO-Experte Mark Pimentel wendet den Wirkstoff jedoch in leicht modifizierter Form erfolgreich zur Hemmung der Methanproduktion durch Archaeen an.

## *Die pflanzliche Antibiotikatherapie*

In Studien haben sich einige pflanzliche Antibiotika als genauso wirksam wie die pharmazeutischen Mittel erwiesen. Viele sind hierzulande als Nahrungsergänzungsmittel zugelassen.
Wichtig ist aber: Da auch pflanzliche Präparate Neben- und/oder Wechselwirkungen haben können, sollten diese Mittel nicht ohne therapeutische Begleitung eingenommen werden. Folgende Phytopharmaka können einzeln oder in Kombination (individuell abgestimmt durch den Therapeuten) eingesetzt werden:

- Der Knoblauchextrakt Allicin. Auch wenn Knoblauch eigentlich zu den Nahrungsmitteln gehört, die SIBO-Symptome verstärken (Low-FODMAP-Diät, siehe Seite 100), sind seine therapeutischen Effekte als standardisiertes Phytopharmakon (wie Allimax® oder Allimed®als Kapseln), insbesondere bei methandominanter SIBO, durch Studien belegt.
- Oreganoöl in Kapseln oder als Öl (etwa Oregano Oil 150 mg Kapseln, Vitality Nutritionals).

Vorsicht: Da Oreganoöl eine blutverdünnende Wirkung hat, sollten Patienten, die bereits einen Blutverdünner einnehmen, auf dieses Mittel verzichten. Außerdem kann Oreganoöl die Aufnahme von Eisen hemmen. Deshalb sollte man das Öl – falls mt dem Therapeuten nicht anders vereinbart – zwei Stunden vor oder nach einer Mahlzeit einnehmen.

- Berberin, ein aus der Berberitze gewonnenes Alkaloid (etwa Berberin 500 mg Kapseln, Pro Natural Health)
- Neemextrakt, gewonnen aus dem indischen Niem-Baum (etwa Pure & Natural Neem Kapseln, Ayurveda Pura®)

Zudem sind über verschiedene Internetanbieter in den USA produzierte, jedoch teure Kombinationspräparate (etwa Dysbiocide® Biotics Research®, Metagenics Candibactin-BR®) erhältlich.

# Ernährung & Co – weitere Hilfen

Eine wichtige Säule der SIBO-Therapie ist die diätetische Behandlung. Eine Diät allein kann eine Fehlbesiedelung im Dünndarm zwar nicht beseitigen, sie hilft aber effektiv dabei, rasch eine deutliche Besserung der akuten Beschwerden zu erreichen.

## GIB BAKTERIEN KEINE KOHLENHYDRATE!

In den letzten Jahren sind verschiedene SIBO-Ernährungspläne entwickelt worden. Alle Diäten basieren auf der Idee, den Anteil an fermentierbaren Kohlenhydraten deutlich zu verringern, um so den Darmbakterien ihre Nahrungsquelle zu entziehen und sie auszuhungern. Einige davon werden vor oder parallel zur antimikrobiellen Therapie durchgeführt, andere erst, wenn diese beendet ist. Insbesondere bei der Formula-Diät (siehe Seite 111) ist es für den

Therapieerfolg wichtig, dass während der zweiwöchigen Behandlung vollständig auf die Einnahme von Antibiotika oder pflanzlichen Mitteln verzichtet wird. Wird den Bakterien die Nahrung zur Fermentierung weitgehend vorenthalten, verringert sich die Gasbildung – und Beschwerden wie Blähungen, Bauchschmerzen und andere beeinträchtigende Folgen von zu viel Luft im Bauch klingen ab. Die Reduzierung der Gasmenge ist messbar – deshalb kann es sein, dass Ihr Arzt weitere Atemtests zur Therapiekontrolle durchführt. Aber auch die angegriffene Darmschleimhaut kommt zur Ruhe, wenn es für die Darmbakterien kaum mehr etwas zu verstoffwechseln gibt. Denn je weniger sie den Gärungsprozessen ausgesetzt ist, desto besser kann sie regenerieren: Entzündungsprozesse werden eingedämmt und auch die Krankheitszeichen eines Leaky-Gut-Syndroms (siehe Seite 36) werden gemildert.

### ZUCKERVERZICHT GENÜGT NICHT!

Im Internet kursiert der gut gemeinte Ratschlag, die unerwünschten Bakterien im Dünndarm zu beseitigen, indem man einfach sechs Wochen lang auf Zucker verzichtet. Damit ist es jedoch leider nicht getan. Denn auch Stärke (zum Beispiel Brot, Nudeln, Müsli), eigentlich darmgesunde resistente Stärke (wie erkaltete Kartoffeln oder Reis, Vollkornprodukte, Hülsenfrüchte) oder Präbiotika, insbesondere die, die Inulin oder Oligosaccharide enthalten, gehören zu den fermentierbaren Kohlenhydraten, auf deren Verzicht alle therapeutischen SIBO-Diäten basieren. Denn nur so lässt sich eine nachhaltige Symptomlinderung erreichen.

## LOW-FODMAP-DIÄT

Von allen therapeutischen Ernährungsempfehlungen ist die Low-FODMAP-Diät die am besten untersuchte Kostform. Sie wurde von Forschern der Monash University in Melbourne (Australien) vor einigen Jahren speziell zur Linderung von Reizdarmbeschwerden entwickelt und in breit angelegten Studienprogrammen getestet. Deshalb bezeichnen viele Ärzte die Low-FODMAP-Diät auch als medizinische Kostform – in Abgrenzung zu beliebten Diäten, wie zum Beispiel der Paleo- oder Ketodiät, deren Wirkungen aber wissenschaftlich nicht belegt sind.

### Was sind FODMAPs?

Der Begriff »FODMAP« setzt sich aus den Anfangsbuchstaben der englischen Wörter *»fermentable oligo-, di- and monosaccharides and polyols«* zusammen. Damit sind vergärbare kurzkettige Kohlenhydrate gemeint: Mehrfach-, Zweifach- und Einfachzucker sowie Zuckeraustauchstoffe wie Sorbit, Xylit und Mannit (Polyole). FODMAPs kommen in unterschiedlichen Mengen in verschiedenen Nahrungsmitteln vor. Sie sind nicht generell schädlich.
Im Gegenteil: Viele von ihnen gehören sogar zu den darmgesunden (präbiotischen) Substanzen, weil ein Teil von ihnen dem Darmmikrobiom die für ihn so wichtigen Ballaststoffe liefert und insbesondere für die schleimhautschützenden Darmbakterien-Stämme unentbehrlich ist. Allerdings eignet sich eine Low-FODMAP-Diät nicht als dauerhafte Ernährungsform, sondern wird in der Regel als zeitlich begrenzte Ernährungsumstellung in drei Phasen durchgeführt.
Grundlage der Low-FODMAP-Diät ist die Einordnung der Nahrungsmittel in FODMAP-reich und FODMAP-arm. Hierfür arbeiten Sie am besten mit speziellen FODMAP-Tabellen, die Sie von

### *DURCHFALL DURCH FODMAPS*

FODMAPs sind osmotisch wirksam, das heißt, sie ziehen Wasser in den Darm und sorgen so für eine Verflüssigung des Stuhls. Deshalb gehört anhaltender oder wiederkehrender Durchfall zu den häufigen Begleiterscheinungen, wenn eine Sensitivität gegenüber FODMAPs besteht. In diesen Fällen kann Durchfall oft mit einer zeitlich begrenzten FODMAP-Diät gestoppt werden.

Aus dem gleichen Grund kann es jedoch sein, dass die methandominante Form von SIBO, deren Leitsymptom Verstopfung ist, nicht oder nicht ausreichend auf eine FODMAP-arme Diät anspricht. Im schlechtesten Fall verschlimmert sich die Verstopfung sogar. Als Erste-Hilfe-Maßnahme bietet sich dann der Verzehr von wasserlöslichen Ballaststoffen wie Flohsamenschalen, gemahlenem Leinsamen, Chia-Samen oder Haferflocken an – oder aber die Diät wird vorzeitig beendet. Manche Ärzte verzichten auch ganz auf eine Low-FODMAP-Diät, wenn die Untersuchungen eine übermäßige Methanproduktion anzeigen.

Ihrem Arzt oder Ernährungsberater erhalten, auf Seite 103 finden Sie zudem eine Liste mit FODMAP-reichen Lebensmitteln. Auch im Internet sind Tabellen zum Download erhältlich. Achten Sie darauf, dass die Quellen der online verfügbaren Listen fachlich fundiert sind. Empfehlenswert ist zum Beispiel die smartphone-geeignete, aber kostenpflichtige, deutschsprachige FODMAP-Diät-App der Monash University, die zudem regelmäßig aktualisiert wird.

### *Unter ärztlicher Aufsicht ...*

Wie jede strenge Diät sollte auch eine Low-FODMAP-Diät von einem erfahrenen Arzt oder Ernährungsberater begleitet werden. Da auf sehr viele Nahrungsmittel gleichzeitig verzichtet wird, besteht die Gefahr einer Mangelernährung – eine ungute Begleiterscheinung, die gerade für SIBO-Patienten problematisch sein kann, die bereits an den Folgen einer Unterversorgung mit Nährstoffen leiden. Forschungsergebnisse legen zudem nahe, dass das Darmmikrobiom Schaden nimmt, wenn ihm über einen längeren Zeitraum bestimmte Kohlenhydrate (Ballaststoffe!) vorenthalten werden. Deshalb sollte die erste Phase der FODMAP-armen Diät keinesfalls länger als acht Wochen dauern. Manche Ärzte plädieren sogar dafür, dass eine Dauer von sechs Wochen zunächst nicht überschritten werden sollte.
Grundsätzlich gilt: Eine Umstellung der Ernährung gemäß dem Low-FODMAP-Konzept ist im täglichen Leben nicht leicht umzusetzen – auch wenn einschlägige Tabellen als Orientierungshilfe dienen. Schon allein deshalb sollte die Ernährungstherapie professionell begleitet werden.

### *... und mit einem Ernährungstagebuch*

Führen Sie in allen Phasen der Low-FODMAP-Diät ein Ernährungstagebuch, in das Sie jede Mahlzeit, die Essensumstände und die darauf folgenden Reaktionen Ihres Körpers notieren. Auf diese Weise können Sie (und Ihr Arzt oder Therapeut) rasch erkennen, welche Nahrungsmittel Probleme bereiten und welche unbedenklich sind und gegebenenfalls zeitnah gegensteuern. Außerdem fällt es Ihnen mit dem Tagebuch leichter herauszufinden, ob beziehungsweise welche Triggerfaktoren (Stress, zu hastiges Essen, zu spätes Essen etc.) zu einer Unverträglichkeit beitragen.

## FODMAP-REICHE LEBENSMITTEL

| **Gruppe** | **Vorkommen in Nahrung als …** | **Reichlich enthalten in …** |
|---|---|---|
| Oligosaccharide (Mehrfachzucker) | Fruktane, Galaktane, Fruktooligosaccharide (FOS), Galaktooligosaccharide (GOS) | Weizen, Gerste, Roggen und andere glutenhaltige Getreide, Bohnen, Erbsen, Linsen, Kichererbsen, Kohl, Lauch, Knoblauch, Zwiebeln, Spargel, Sellerie, Fenchel, Johannisbeeren, Grapefruits |
| Dissaccharide (Zweifachzucker) | Laktose, Maltose, Rohrzucker | Milch und Milchprodukte wie Joghurt, Dickmilch, Sahne, Weichkäsesorten |
| Monosaccharide (Einfachzucker) | Glukose, Fruktose, Galaktose | Äpfel, Birnen, Honig, Kirschen, Maissirup, Mangos, Nektarinen, Pfirsiche, Pflaumen, Wassermelonen, getrocknetes Obst, Früchtetees, Fruchtsäfte, Agavendicksaft |
| Polyole (Zuckeralkohole) | Mannit, Sorbit, Xylit, Maltit, Isomalt | Äpfel, Birnen, Aprikosen, Avocado, Brombeeren, Pflaumen, Kirschen, Pilze, Blumenkohl, Süßkartoffeln, Algen, Kaugummi, Softdrinks, Süßstoffe |

## Die drei Phasen der FODMAP-Diät

Hierzulande wird die FODMAP-Diät in drei Phasen unterteilt: Erst werden für zwei bis sechs Wochen FODMAP-reiche Lebensmittel vollständig gemieden. Dann werden in einem nächsten Schritt die verschiedenen FODMAP-haltigen Nahrungsmittel oder Nahrungsbestandteile nach und nach wieder in den täglichen Speiseplan integriert, bis schließlich eine dauerhafte, individuell auf den Betroffenen abgestimmte FODMAP-reduzierte Ernährungsweise gefunden ist, die möglichst keine Beschwerden verursacht, den Körper jedoch mit allen Nährstoffen versorgt, die er benötigt.

**Die erste Phase:** Der Einstieg in eine Low-FODMAP-Diät erfordert die größte Disziplin. Es wird nur das verzehrt, was auf der Liste der FODMAP-armen Nahrungsmittel geführt wird. Diese Phase dauert mindestens vier, jedoch nicht länger als sechs Wochen. Während dieser Zeit sollten Sie Obst und vor allem Gemüse nicht als Rohkost, sondern nur gegart essen.

### KNOBLAUCH UND ZWIEBELN ERSETZEN

Zwiebeln und Knoblauch sind besonders FODMAP-reich und müssen deshalb bei einer Low-FODMAP-Diät gemieden werden, was vielen nicht leichtfällt. Wer auf den Geschmack nicht verzichten möchte, kann Zwiebeln und Knoblauch in Öl anbraten, sie anschließend herausnehmen und dann nur das Öl verwenden. FODMAP-arme und während der Diät erlaubte Alternativen sind Zwiebelöl, Knoblauchöl, Schnittlauch, der grüne Teil von Frühlingszwiebeln oder auch das indische Gewürz Asafoetida-Pulver.

### WICHTIG ZU WISSEN

Gerade in der zweiten Phase der Low-FODMAP-Diät ist die therapeutische Begleitung durch einen Arzt oder Ernährungsberater unverzichtbar: Sie sind geschult darin, die verschiedenen Reaktionen des Körpers auf bestimmte FODMAP-Gruppen zu erkennen und richtig einzuordnen. Denn insbesondere, wenn Symptome vereinzelt und nur für eine kurze Zeit auftreten, ist es nicht immer leicht zu beurteilen, ob es sich bei den Beschwerden um eine manifeste Unverträglichkeitsreaktion handelt oder nicht.

**Die zweite Phase:** Die zweite Phase wird auch Testphase genannt, weil nun nach und nach wieder Lebensmittel auf den Speiseplan gesetzt werden, die einen hohen FODMAP-Gehalt haben. So ist es Ihnen möglich, Ihre persönliche Toleranzschwelle zu ermitteln. Diese Phase, die acht bis zehn Wochen dauern kann, ist zugleich die Schlüsselphase: Nun entscheidet sich, was Sie künftig problemlos essen dürfen – und was Sie besser meiden sollten.
Basisernährung der zweiten Phase bleibt eine FODMAP-arme Kost. Wichtig ist, langsam vorzugehen: Wählen Sie nur ein Nahrungsmittel pro Tag aus und warten Sie drei Tage, bis das nächste FODMAP-haltige Lebensmittel dazukommt. Sie können es auch noch langsamer angehen lassen und nur einmal pro Woche ein neues Nahrungsmittel in Ihren Essensplan aufnehmen. Begonnen wird immer mit einer kleinen Menge; bei guter Verträglichkeit können größere Portionen auf den Tisch kommen. Stellen sich Beschwerden ein, sollten Sie erst einmal abwarten, bis diese wieder

abgeklungen sind. Dann kann das Lebensmittel noch einmal in einer kleineren Portion probiert werden – oder es wird künftig ganz weggelassen. Grundsätzlich gilt jedoch: Eine möglichst abwechslungsreiche, darmgesunde Ernährung ist das erklärte Therapieziel, deshalb sollte der endgültige Verzicht auf ein Nahrungsmittels gut überlegt sein.

**Die dritte Phase:** Die letzte Phase der Diät kann man auch als individuell angepasste FODMAP-modifizierte Dauerernährung bezeichnen. Sie basiert auf der Balance zwischen einer gesunden, ausgewogenen Ernährung und einer guten Symptomkontrolle und enthält neben Lebensmitteln mit einem geringen beziehungsweise moderaten FODMAP-Gehalt auch FODMAP-reiche Lebensmittel, die während der zweiten Phase gut vertragen wurden. Es ist möglich, dass Ihr Arzt oder Ernährungsberater weitere Testphasen vorschlägt. Denn es kommt vor, dass sich die FODMAP-Sensitivität mit der Zeit verändert und zunächst unverträgliche Lebensmittel plötzlich keine Probleme mehr bereiten – und umgekehrt.

### BLEIBEN SIE OFFEN FÜR ALTERNATIVEN!

Bleibt eine Besserung trotz sorgfältiger Umsetzung der Low-FODMAP-Diät aus, sollten Sie nicht zögern, die Diät aufzugeben und mit dem Arzt nach einer neuen Ernährungstherapie zu suchen. Bedenken Sie grundsätzlich auch: Mit einer Ernährungsumstellung allein lassen sich Beschwerden zwar bessern, eine vollständige Ausheilung der Darmschleimhaut kann in der Regel aber nicht erreicht werden.

## WEITERE SIBO-DIÄTEN

Neben der Low-FODMAP-Diät haben sich weitere Ernährungstherapien etabliert, manche sind hierzulande allerdings kaum bekannt. Einige sind von den Pionieren der SIBO-Forschung entwickelt worden, etwa die Cedars-Sinai Low Fermentation Diet (C-SD) unter der Federführung von Mark Pimentel, oder die Fast Tract Diet von Norm Robillard, eine extrem kohlenhydratarme Diät, die ebenfalls zur Linderung von Symptomen infolge einer bakteriellen Überwucherung des Dünndarms konzipiert wurde. Auch die im Folgenden beschriebenen Ernährungsformen zielen darauf ab, akute Beschwerden zu lindern und die antimikrobielle Therapie wirksam zu unterstützen. Was für die FODMAP-arme Diät gilt, das gilt auch für diese Ernährungspläne: Ihre Umsetzung sollte engmaschig von einem Arzt und/oder Ernährungsberater begleitet werden, um sicherzustellen, dass die Kostform einerseits gut vertragen wird – und dass andererseits die richtigen therapeutischen Schlüsse für eine langfristige, individuell passende Ernährung gezogen werden.

### *Spezifische Kohlenhydratdiät (SCD)*

Als reizarme Ernährung wird schon seit vielen Jahren die spezifische Kohlenhydratdiät (SCD) zur Behandlung von Zöliakie empfohlen. Neuerdings wird auch Patienten mit einer chronisch-entzündlichen Erkrankung wie Morbus Crohn und Colitis ulcerosa zu SCD geraten. In der SIBO-Behandlung wird die Diät entweder vor oder während der antibiotischen Therapie eingesetzt.
Auch bei SCD steht der Verzicht auf Kohlenhydrate, vor allem auf stärkehaltige Lebensmittel, im Vordergrund, allerdings längst nicht so rigoros wie bei der Low-FODMAP-Diät. Hierfür unterscheidet die SCD zwischen »illegalen« und »legalen« Nahrungsmitteln:

- Zu den sogenannten illegalen Nahrungsmitteln, die vom Speiseplan gestrichen werden müssen, gehören vor allem sämtliche Getreidesorten wie Weizen, Roggen, Gerste, Dinkel und Hafer, Pseudogetreide wie Quinoa, Chia und Amarant, Reis, aber auch fruktosereiche Süßungsmittel wie Honig und Agavensirup, stärkehaltige Gemüsesorten wie Kartoffeln, Süßkartoffeln und Mais sowie alle laktosehaltigen Milchsorten und Milchprodukte.
- Als legale und damit erlaubte Nahrungsmittel gelten (neben Fleisch, Fisch, Geflügel und Eiern) unter anderem Nüsse und Samen, reifes Obst, Salat, fast alle Gemüsesorten – sogar Zwiebeln und Knoblauch –, glukosereiche Süßungsmittel wie Ahornsirup sowie laktosefreie Milch(produkte).

Die spezifische Kohlenhydratdiät ist leichter umzusetzen als die Low-FODMAP-Diät, enthält jedoch einige Nahrungsmittel, die bei Patienten mit SIBO heftige Beschwerden auslösen können. Denkbar ist deshalb ein zweistufiger Ernährungsplan, der als erste Stufe die spezifische Kohlenhydratdiät vorsieht und als Stufe zwei eine FODMAP-arme Diät, wenn die Beschwerden mit der SCD allein nicht zufriedenstellend gelindert werden konnten.

### SIBO-Specific Food Guide (SSFG) nach Dr. Siebecker

Der SIBO-spezifische Ernährungsleitfaden ist von Dr. Allison Siebecker, einer weiteren SIBO-Pionierin, entwickelt worden und kombiniert Elemente der Low-FODMAP-Diät mit denen der SCD-Diät. Daraus ergibt sich eine extrem kohlenhydratarme Diät, die vor allem für SIBO-Patienten mit einem besonders schweren Krankheitsverlauf infrage kommt. Für Personen, die bereits unter ausgeprägten Mangelerscheinungen und/oder Untergewicht leiden, ist diese Kostform jedoch nicht geeignet.

## Zwei-Phasen-Diät nach Dr. Jacobi

Die Zwei-Phasen-Diät (bi-phasic-diet, BPD) ist hierzulande noch kaum bekannt, doch lassen sich mit ihr ähnlich gute, wenn nicht sogar bessere Erfolge erzielen als mit der Low-FODMAP-Diät. Entwickelt wurde diese Ernährungsform von der Amerikanerin Dr. Nirala Jacobi, die als niedergelassene Ärztin für Naturheilkunde schon seit vielen Jahren in Australien praktiziert und dort zu den führenden SIBO-Expertinnen gehört. Für Jacobi ist die Zwei-Phasen-Diät jedoch keine eigenständige Behandlung. Sie ist grundsätzlich eingebettet in ein – ärztlich überwachtes – Therapiekonzept, das auch die Anwendung von pflanzlichen Antibiotika und anderen Therapiemaßnahmen umfasst. Dazu gehören zum Beispiel Nahrungsergänzungsmittel zum Ausgleich von Mangelerscheinungen, Präparate zur Stärkung der Darmschleimhaut (wie L-Glutamin) oder auch bitterstoffhaltige Kräuter zur Förderung der Verdauung.

Die Zwei-Phasen-Diät ist wie folgt aufgebaut:

- Die erste Phase dauert insgesamt vier bis sechs Wochen und beginnt mit einer restriktiven, das heißt stark eingeschränkten Ernährung. Erlaubt sind nur Fleisch und FODMAP-arme Gemüsesorten in sehr kleinen Portionen (zum Beispiel eine Stange Sellerie oder eine Spargelstange pro Portion). Fermentierbare Lebensmittel wie Getreide, aber auch Eier und Milchprodukte sind grundsätzlich tabu. Nach ein bis zwei Wochen folgt der sogenannte semirestriktive Teil der ersten Phase: Nun dürfen die FODMAP-armen Gemüseportionen etwas größer sein und es werden der Ernährung schrittweise stärkehaltige Lebensmittel wie weißer Reis, Kartoffeln oder Quinoa zugefügt. Jacobi nennt diese erste Phase auch die Zeit der Reduzierung und Reparatur. Reduzierung, weil ein Teil der unerwünschten Bakteriengemeinschaft im Dünndarm ohne die

Kohlenhydratzufuhr beseitigt wird, und Reparatur, weil durch den konsequenten Verzicht auf Getreide, Milchprodukte und andere potenzielle Allergene schwelende Entzündungsprozesse und Schädigungen an der Darmschleimhaut abheilen können und die Verdauung sich nach und nach wieder normalisieren kann.

- Haben sich die Symptome deutlich gebessert, geht die semi-restriktive Phase in die zweite Phase über: Nun sieht der Ernährungsplan auch den Verzehr von Getreide, Milchprodukten, Eiern und weiteren FODMAP-reichen Gemüsesorten vor. Parallel folgt eine antimikrobielle Therapie mit pflanzlichen Antibiotika, um die bakterielle Überwucherung im Dünndarm gezielt zu beseitigen.

Ist die Therapie erfolgreich und die Beschwerden haben sich nachhaltig gebessert, kann die zweite Phase nach vier bis sechs Wochen beendet werden. Oft wird die Ernährungsweise der zweiten Phase jedoch erst einmal beibehalten – auch, um das Risiko eines Rückfalls zu verringern.

### VARIANTEN FÜR VEGETARIER UND BEI HISTAMININTOLERANZ

Neben der klassischen Zwei-Phasen-Diät gibt es inzwischen auch eine vegetarische Variante ohne Fleisch sowie eine Histamin-Bi-Phasic-Diät, die infrage kommt, wenn der Verdacht auf eine Histaminintoleranz (siehe Seite 63) besteht. Da eine Empfindlichkeit auf Histamin oft eine Folgeerscheinung von SIBO ist, genügt es meist, die zweiphasige Histamin-Diät nur so lange durchzuhalten, bis die antimikrobielle SIBO-Therapie ihre Wirkung entfaltet.

### *Formula-Diät*

Die wirksamste Therapie bei SIBO (bei ausgeprägter methandominanter SIBO ist es unter Umständen sogar die einzige wirksame Sofort-Maßnahme) ist die Formula-Diät (Formel-Diät, Elementardiät, Elemental Diet) – allerdings ist sie auch die Behandlung, die bei den Betroffenen die geringste Akzeptanz genießt.
Denn anstatt feste Nahrung zu sich zu nehmen, ernährt man sich als SIBO-Patient zwei Wochen lang von einer Trinknahrung. Die darin enthaltenen Nährstoffe – Fette, Aminosäuren, Vitamine und Mineralstoffe, aber wenig Kohlenhydrate – werden schon im ersten Abschnitt des Dünndarms resorbiert, sodass die Bakterien etwas weiter unten nichts mehr davon abbekommen. Auf diese Weise werden sie nach und nach ausgehungert und die Überwucherung im Dünndarm nimmt ab. Gleichzeitig wird die Verdauungsfunktion nur geringfügig gefordert, sodass der Darm entlastet wird und die geschädigte Darmschleimhaut abheilen kann.
Studien bescheinigen der Formula-Diät eine hohe Erfolgsquote: Mehr als 80 Prozent der behandelten Patienten verspüren nach Ende der Diät keine Symptome mehr – und auch die Gasbildung hat dann signifikant abgenommen.

### *Nicht für Patienten mit Untergewicht*

Dennoch muss die Entscheidung für diese Therapieform gut abgewogen werden – nicht zuletzt, weil man mit dieser Ernährung stark an Gewicht verliert. Wer also schon vorher Untergewicht hat, sollte keine Formula-Diät wählen. Zudem sind sogenannte Herxheimer-Reaktionen (Die-off) möglich, die man vor allem in Zusammenhang mit einer Antibiotika-Therapie kennt: Infolge des großen Bakteriensterbens werden massenhaft Bakteriengifte (Endotoxine) freigesetzt, die Entzündungsreaktionen im Körper und

### WICHTIG ZU WISSEN

Viele hierzulande rezeptfrei erhältlichen Nährstoffpulver zur Herstellung von Trinkshakes sind nicht speziell für SIBO entwickelt worden und enthalten deshalb meist zu viele Kohlenhydrate und andere ungünstige Zutaten. Stimmen Sie sich deshalb mit Ihrem Therapeuten ab, welcher Shake für Sie am besten geeignet ist. Infrage kommen spezielle (aber teure) Elementarpulver, die nur wenig pflanzliches Fett, Honig (oder Glukose), bestimmte Aminosäuren, Vitamine und Mineralstoffe, jedoch keine Ballaststoffe enthalten (zum Beispiel Elemental Heal). Im Ausland sind außerdem Pulver erhältlich, denen zusätzlich Glutamin, Arginin und verzweigtkettige Aminosäuren (BCAA) beigefügt sind. Alternativ kann das Nährstoffpulver auch selbst hergestellt werden. Im Internet finden Sie Rezepte, etwa auf der Website von Dr. Allison Siebecker (auf Englisch).

auch eine Verschlimmerung der Symptome zur Folge haben. Ein Mittel, das diese Toxine bindet, ist Aktivkohle. In der Regel klingen die Symptome nach einigen Tagen ab, dies sollte jedoch unter ärztlicher Kontrolle geschehen.

## Paleo-Diät und Keto-Diät

Ernährungsprogramme wie die Paleo-Diät (»Steinzeit-Diät«) oder die Keto-Diät sind aus ernährungstherapeutischer Sicht für SIBO-Patienten nicht geeignet. So enthalten Paleo-Diäten, trotz ihres Verzichts auf Getreide, Zucker und Hülsenfrüchte, immer noch

zu viele fermentierbare Ballaststoffe, die bei SIBO-Betroffenen Beschwerden auslösen können. Bei der ketogenen Diät wird zwar fast vollständig auf Kohlenhydrate verzichtet, doch hier ist es der hohe Fettanteil, der ungünstige Auswirkungen haben kann.
Vor allem für SIBO-Patienten, bei denen die Fettverdauung infolge einer chemischen Entkoppelung (Dekonjugation) der Gallensäuren im oberen Dünndarm gestört ist, ist die ketogene Diät deshalb sogar mit Risiken verbunden. Und: Gerade in der Anfangsphase der Keto-Diät sind Nebenwirkungen wie ein zu niedriger Blutzuckerspiegel und Übelkeit keine Seltenheit.
Studien legen zudem nahe, dass auch das Risiko für die Entstehung von Nierensteinen erhöht ist.

### *NICHT OHNE ÄRZTLICHE BEGLEITUNG*

Wichtig ist: Experimentieren Sie nicht in Eigenregie mit den skizzierten Ernährungsprogrammen – und auch nicht mit den anderen in diesem Buch vorgestellten Therapiemaßnahmen. Eine bakterielle Überwucherung des Dünndarms auf gut Glück zu behandeln, kann die Probleme verschlimmern und sogar zur Folge haben, dass die eigentliche, womöglich ernste Erkrankung unerkannt bleibt. Deshalb: Wenn Sie den Verdacht haben, an SIBO erkrankt zu sein, wenden Sie sich am besten an einen Therapeuten, der mit den Krankheitsbildern Reizdarm und SIBO vertraut ist, der der Diagnostik und Behandlung der Ursache oberste Priorität einräumt und der mit Ihnen gemeinsam eine individuell auf Sie und Ihr Krankheitsbild abgestimmte Therapiestrategie festlegt.

## HILFREICHE ARZNEIEN ALS BEGLEITTHERAPIE – EINE AUSWAHL

Es gibt einige bewährte synthetisch hergestellte Wirkstoffe wie Simeticon zur Milderung von Blähungen, Loperamid bei Durchfall oder Butylscopolamin zur Linderung von krampfartigen Bauchschmerzen, die in den aktuellen Leitlinien für die Behandlung von Reizdarmsymptomen empfohlen werden. In der modernen Therapie von SIBO- und Reizdarmsymptomen haben außerdem die im Folgenden vorgestellten Arzneimittelzubereitungen ihren festen Platz – auch um das Risiko für einen Rückfall zu verringern.

### *Zur allgemeinen Unterstützung der Verdauung*

- Flohsamenschalen haben eine geringere Blähwirkung als Faserstoffe (alle unverdaulichen Pflanzenteile); der Quellstoff lindert sowohl Durchfall als auch Verstopfung.
Darreichungsform: lose oder Kapsel
- SIBO geht oft mit einem Mangel an Verdauungsenzymen einher,

**QUELLSTOFFE NUR MIT WASSER**

Quellstoffe wie Flohsamenschalen entfalten ihre Wirkung nur, wenn sie mit viel Flüssigkeit (ein Teil Quellstoff auf zehn Teile Wasser) eingenommen und so zu einer gelartigen Masse werden. Allerdings: Nicht jeder Reizdarm- beziehungsweise SIBO-Patient verträgt Quellstoffe. Dann hilft es auch nicht, die Bekömmlichkeit zum Beispiel durch eine Verringerung der Dosis zu verbessern. Verzichten Sie in diesem Fall lieber ganz auf die Einnahme.

diese sollten dann zur Unterstützung der Verdauung von außen zugeführt werden. Verdauungsenzyme sorgen dafür, dass die Nahrungsbestandteile für den Stoffwechsel verwertbar sind (zum Beispiel Pure Encapsulations®, Pankreatin Enzym Formel® oder vegetarische, aus Reispilzen gewonnene Verdauungsenzyme: Nortase®).
Darreichungsform: Tabletten, Kapseln

- Bitterstoffe: Beim Kauen regt der bittere Geschmack die Produktion von Speichel an, dadurch werden die Speisen besser verdaulich. Gleichzeitig werden Magen, Leber und Galle zur Bildung von Magensäure und Gallenflüssigkeit angeregt, was für die Fettverdauung wichtig ist. Zudem stimulieren Bitterstoffe die Motorik von Magen und Dünndarm.
Darreichungsform: Teezubereitung, Tinktur
- Apfelessig (siehe Seite 94)
- Kurkuma: Die Inhaltsstoffe von Kurkumaextrakt regen die Leber dazu an, mehr Gallensäuren auszuschütten, und fördern so die Fettverdauung. Der Inhaltsstoff Curcumin lindert außerdem Blähungen und wirkt entzündungshemmend. Auf diese Weise kann Kurkuma der Darmschleimhaut helfen zu heilen.
Darreichungsform: Kapsel, Pulver

## *Zur Linderung von Reizdarmsymptomen*

- Pfefferminzöl wirkt krampflösend (Bauchkrämpfe!), entblähend und hat eine antimikrobielle Wirkung.
Darreichungsform: Kapsel, Tinktur, ätherisches Öl
- Kümmelfrüchte (als Fertigpräparat in Kombination mit Pfefferminzöl) haben krampflösende, entblähende und antimikrobielle Eigenschaften.
Darreichungsform: Teezubereitung, Kapsel

- Fenchelfrüchte, Anisfrüchte und Melissenblätter wirken ebenfalls entblähend.
Darreichungsform: Teezubereitung, Kapseln, Dragees
- Kombinationspräparate aus Kamille, Fenchel, Pfefferminze, Kümmel und Pomeranzenschale lindern Blähungen und Bauchkrämpfe.
Darreichungsform: Tropfen
- Ein Kombinationspräparat aus Bittere Schleifenblume, Angelikawurzel, Kamillenblüten, Kümmelfrüchten, Mariendistelfrüchten, Melissenblättern, Pfefferminzblättern, Schöllkraut und Süßholzwurzeln (Iberogast®) wird unter anderem zur Linderung einer übermäßigen Gasbildung und von Blähungen, aber auch von Bauchschmerzen eingesetzt und hat sich zudem als natürliches Prokinetikum (siehe Seite 91) bewährt.
Darreichungsform: Tropfen
- Ein Kombinationspräparat aus Myrrhe, Kamille und Kaffeekohle (Myrrhinil-Intest®) wirkt symptomlindernd bei Durchfall, Bauchkrämpfen und Blähungen.
Darreichungsform: Tablette
- Heilerde hilft bei Blähungen und Durchfall.
Darreichungsform: Pulver, Kapseln
- Kaffeekohle (gemahlene und geröstete Früchte von Coffea arabica) wirkt gegen Durchfall.
Darreichungsform: Pulver, Tablette (in Kombination mit Myrrhe und Kamille)
- Myrrheharz (Commiphora molmol) ist ein Trockenextrakt aus dem Harz der Rinde, das sich bei Durchfall und zur Linderung von Bauchkrämpfen bewährt hat.
Darreichungsform: Tablette
- Ingwer hat unter anderem krampflösende, entzündungshem-

mende und schmerzstillende Eigenschaften.
Darreichungsform: Teezubereitung, Kapsel, Kautablette, Tinktur

- Eine Kombination aus aktiven Milchsäurebakterien (L. reuteri DSM 25175, L. acidophilus DSM 24936) und Guarkernmehl (zum Beispiel Darm-Care Biotic Reizdarm) kann reizdarmtypische Symptome wie Verstopfung, Bauchschmerzen, Bauchkrämpfe, Blähungen und Blähbauch in zwei Monaten signifikant verbessern. Dies hat die Studie eines Forscherteams der Universität Mailand-Bicocca (Italien) in den Jahren 2016/2019 gezeigt.
Darreichungsform: Pulver
- Der Bifidobakterienstamm B. bifidum MIMBb75 (zum Beispiel in Kijimea® Reizdarm Pro) lindert nicht nur Reizdarmsymptome wie Durchfall, Bauchschmerzen, Blähungen und Verstopfung, sondern hat sich in Studien auch als hilfreiches Mittel zur Ausheilung einer geschädigten Darmbarriere erwiesen. Ob die hitzeinaktivierten Bifido-Bakterien bei SIBO-bedingten Beschwerden ähnlich wirksam sind, ist noch unklar.
Darreichungsform: Kapsel

### *Zur Milderung des methandominanten Form von SIBO*

- Atrantil ist ein Phytotherapeutikum aus den USA, das die drei Polyphenole Quebracho Colorado, Rosskastanie und Pfefferminze enthält und speziell zur Linderung von Symptomen eingesetzt wird, die durch Methangas im Darm hervorgerufen werden (siehe Seite 60). Studien bescheinigen dem Arzneimittel, dass es wirksam methanbedingte Blähungen und Verstopfung lindert. Man erhält es hierzulande derzeit allerdings nur online (zum Beispiel bei https://atrantil.com).
Darreichungsform: Kapsel

### Zur Linderung eines Leaky-Gut-Syndroms/ einer gestörten Darmbarriere

- L-Glutamin liefert unter anderem Energie für die Neubildung von Darmzellen und fördert so die Regeneration einer geschädigten Darmschleimhaut. Die Aminosäure ist in Fisch, Eiern, Milchprodukten und Kohl enthalten. Gerade Kohl und Milchprodukte sollten aber erst wieder gegessen werden, wenn nach einer Therapie feststeht, ob Verträglichkeit besteht. Es spricht jedoch nichts dagegen, L-Glutamin als standardisierte Arznei einzunehmen.
Darreichungsform: Kapsel, Pulver
- Untersuchungen legen nahe, dass das Nahrungsergänzungsmittel Kolostrum (»Vormilch«) in Kombination mit natürlichen Antikörpern (Immunglobulinen) die Darmdurchlässigkeit verringert und sich deshalb positiv auf ein Leaky-Gut-Syndrom auswirkt (zum Beispiel pure encapsulations® Colostrum 40 % IgG, Colostrum 400 mg Kapseln, vitaworld). Wichtig für Vegetarier: Die »Erstmilch« wird überwiegend aus Kuhmilch gewonnen.
Darreichungsform: Pulver, Kapsel, flüssig
- Eine Zusammensetzung aus Xyloglucan, Erbsenprotein, Traubenkernextrakt, Xylooligosacchariden, pflanzlichem Magnesiumstearat und Kieselsäure (zum Beispiel in Gelsectan® ) wirkt einerseits wie eine Gelschicht, die sich an die angegriffene Darmwand heftet, und fördert andererseits den Aufbau von »guten« Bakterienstämmen für ein gesundes Darmmikrobiom.
Darreichungsform: Kapsel
- Eine Kombination aus Zink und dem Peptid L-Carnosin (zum Beispiel Zinc L-Carnosine) zielt darauf ab, die Dünndarmschleimhaut zu schützen und Entzündungsreaktionen infolge einer Helicobacter-pylori-Infektion des Magens zu hemmen.
Darreichungsform: Kapsel

### VITAMIN-D-MANGEL

Patienten mit Reizdarmbeschwerden leiden meist auch unter einem Mangel an Vitamin D.
Das Vitamin, das der Körper mithilfe von Sonnenlicht zu einem großen Teil selbst herstellen kann, ist für die Knochendichte wichtig und zudem ein wichtiger Regulator des Immunsystems. Außerdem wirkt es als Botenstoff an der Aufrechterhaltung einer intakten Darmbarriere mit, indem es unter anderem die Zellen der Darmschleimhaut bei der Bildung von Tight Junctions (siehe Seite 36) unterstützt.
Fehlt Vitamin D, kann die Darmschleimhaut durchlässig werden und ein Leaky-Gut-Syndrom entsteht, ebenso ist dann die Kalziumaufnahme aus der Nahrung im Dünndarm beeinträchtigt. Wie viel Vitamin D benötigt wird, hängt vom individuellen Blutwert ab. In der Regel gilt für Personen mit einer Darmerkrankung: Liegt der Wert unter 40 ng/ml, sollte Vitamin D gezielt von außen zugeführt werden. Manchmal wird auch eine Hochdosistherapie empfohlen, doch Vorsicht:
Zu viel Vitamin D kann dem Körper auch schaden. Deshalb sollten Sie, wenn überhaupt, Vitamin-D-Präparate in einer hohen Dosierung nur nach Rücksprache mit Ihrem Arzt einnehmen. Gegebenenfalls bietet sich auch eine Kombinationstherapie mit Magnesium an: Der Mineralstoff ist für die zahlreichen Enzyme wichtig, die Vitamin D im Körper in seine aktive Form Calcitriol umwandeln. Dabei kommt es ebenfalls auf die richtige Dosierung an: Zu viel Magnesium kann zu Durchfall führen.

### *Zur Linderung der Symptome einer Histaminintoleranz*

- Nahrungsergänzungsmittel mit dem Enzym Diaminoxidase (zum Beispiel Daosin®) oder Diaminoxidase in Kombination mit L-Glutamin (zum Beispiel Daozym®) ergänzen das körpereigene DAO-Enzym, das für den Histaminabbau aus der Nahrung notwendig ist. Sie können so zur Verträglichkeit von histaminhaltigen Nahrungsmitteln beitragen (1 Tablette oder Kapsel mit etwas Wasser 15 Minuten vor einer Mahlzeit).

Darreichungsform: Kapsel, Tablette

## PROBIOTIKA UND PRÄBIOTIKA: SINNVOLL ODER NICHT?

Probiotika – lebende Organismen wie Milchsäurebakterien, Hefen oder Bakterien des Stamms E.coli Nissle – und Präbiotika, also nichtverdauliche komplexe Kohlenhydrate wie Inulin und Oligofruktose, sind für einen gesunden Darm unverzichtbar. Doch ob dies auch gilt, wenn der Dünndarm von einer bakteriellen Fehlbesiedelung betroffen ist, ist umstritten.

Richtig ist: Viele Therapeuten zögern, ihren SIBO-Patienten Probiotika oder Präbiotika zu verordnen. Zum einen, weil nach wie vor Studien fehlen, die für dieses Krankheitsbild positive Wirkungen belegen, zum anderen, weil speziell für einige Probiotika sogar negative Erfahrungsberichte vorliegen, wonach sich Symptome wie Blähungen und Bauchschmerzen nach der Anwendung verschlechtert haben. Es gibt aber auch Hinweise, dass einige Lactobacillen-Stämme, Bifidobacterium-Arten (insbesondere Bifidobacterium bifidum, Bifidobacterium lactis und Bifidobacterium longum), probiotische Hefe (Saccharomyces boulardii) und vor allem das

sporenbildende Bacillus coagulans zur Erhaltung des Behandlungserfolgs beitragen können – aber erst, so empfehlen es jedenfalls viele Therapeuten, wenn die eigentliche Therapiestrategie abgeschlossen ist. Bei guter Verträglichkeit bieten sich auch Säfte von milchsauer vergorenem Gemüse (Sauerkrautsaft!) an, die zu den probiotischen Lebensmitteln gehören.
Noch zurückhaltender sind die Therapeuten, was den Einsatz von Präbiotika betrifft. Fakt ist: Auch wenn Präbiotika vor allem für die guten, gesundheitsfördernden Dickdarmbakterien wie den Bifidobakterien oder Akkermansia muciniphila unverzichtbar sind, lösen sie bei SIBO-Patienten oft Beschwerden aus. Sie sollten daher möglichst nicht, oder allenfalls in kleinen Mengen, verzehrt werden (wenn Sie etwa mithilfe des Ernährungstagebuchs festgestellt haben, dass Sie sie vertragen). Allerdings: In den USA werden Präbiotika durchaus in die Behandlung miteinbezogen, so etwa ein

### VORSICHT BEI PRODUKTEN AUS DEM INTERNET

Auch wenn viele der hier aufgeführten Präparate über das Internet frei erhältlich sind, sollten Sie sich grundsätzlich erst mit Ihrem Arzt oder Therapeuten besprechen, ob das Mittel Ihrer Wahl für Sie geeignet ist. Dies gilt umso mehr, wenn es sich um Arzneien oder Nahrungsergänzungsmittel von ausländischen Firmen handelt, die hierzulande (noch) nicht zugelassen sind. Das betrifft auch rein pflanzliche Produkte, denn auch sie können Nebenwirkungen haben oder mit anderen Präparaten ungute Wechselwirkungen hervorrufen.

Präbiotikum namens »teilweise hydrolysiertes Guarkernmehl« kurz PHGG, (zum Beispiel Sunfiber® Partially Hydrolized Guar Gum von Healthy Origins). Insbesondere, wenn eine methandominante SIBO besteht, scheint PHGG den Krankheitsverlauf günstig zu beeinflussen. In Deutschland ist das Mittel weitgehend unbekannt, deshalb ist es nur über das Internet erhältlich.

## WAS SONST NOCH HELFEN KANN ...

... Ihren MMC, den natürlichen Reinigungsmechanismus Ihres Dünndarms, stärken (siehe Seite 58)

... auf Rauchen und Alkohol verzichten

... Wärmetherapie: zum Beispiel Wärmflasche oder Heublumensack auf den Bauch legen bei Bauchschmerzen

... Kümmelleibauflage: den Bauch mit Kümmelöl massieren, mit einem lauwarm-feuchten und darüber einem trockenen Baumwolltuch umwickeln, dann eine Wärmflasche darauf legen (Anwendung: etwa 30 Minuten)

... gutes Stressmanagement: Vermutlich haben Sie schon erlebt, dass sich Ihre Beschwerden in Zeiten starker Stressbelastung verschlimmern. Versuchen Sie deshalb, belastende Faktoren wie ein zu hohes Arbeitspensum und zu viele Verpflichtungen, aber auch Leistungs-, Zeit- und Termindruck zu verringern – auch wenn es vielleicht erst einmal schwerfällt.

... regelmäßige Auszeiten: Vielleicht hilft es Ihnen, eine bewusst herbeigeführte Entspannung mithilfe einer Entspannungstechnik (wie autogenes Training, progressive Muskelrelaxation oder auch Meditation) zu erlernen.

... sich regelmäßig bewegen und eine Ausdauersportart wie Gehen, Joggen, Nordic Walking, Schwimmen oder Radfahren ausüben

... Hypnotherapie, salopp auch Darmhypnose genannt. Gearbeitet wird unter anderem mit Gedankenreisen oder der Vorstellungskraft mit dem Ziel, Schmerzsignale abzumildern und überreizte Darmnerven durch Ruhetrancen wieder in einen gesunden Grundzustand zu bringen.
... Gespräche mit Betroffenen, etwa in einer Selbsthilfegruppe
... Reizdarmyoga, Akupunktur, viszerale Osteopathie

### *Wenn jede Mahlzeit Angst macht*

Weil man nie genau weiß, wie der Bauch darauf reagiert, ist für viele Betroffene die Angst vor dem Essen ein ständiger Begleiter. Häufig kommt es dann zu Vermeidungsstrategien. So kommt es vor, dass SIBO-Patienten nicht mehr im geselligen Kreis oder in der Öffentlichkeit essen und mitunter sogar damit beginnen, immer weniger zu essen und so auch auf Lebensmittel zu verzichten, die sie eigentlich gut vertragen. Daraus kann sich ein gefährlicher Teufelskreis bis hin zu einer Essstörung entwickeln. Umso wichtiger ist es, zu versuchen, das Essen wieder mit Genuss zu verbinden. Folgende Strategien können Ihnen dabei helfen:

- Strukturieren Sie Ihren Speiseplan: Essen Sie möglichst immer zur gleichen Zeit, sorgen Sie dafür, dass mindestens vier, besser fünf Stunden zwischen den einzelnen Mahlzeiten liegen. Zwischen dem Schlafengehen und der letzten Mahlzeit sollten etwa drei Stunden (oder mehr) liegen.
- Sorgen Sie dafür, dass Sie in Ruhe essen (und kauen) können. Eine hektisch heruntergeschlungene Mahlzeit zwischen zwei Terminen, im Stehen oder Gehen, kann nur zu Unwohlsein führen – auch bei Menschen, die nicht unter Reizdarmbeschwerden leiden.
- Suchen Sie sich professionelle Hilfe, wenn Sie glauben, dass Sie gefährdet sind, eine Essstörung zu entwickeln.

## Glossar

**Absorption**
Aufnahme von Substanzen (*absorbere* = einsaugen)

**Archaeen**
Urbakterien

**Darmmotilität**
aktive Bewegung des Darms

**Disaccheridasen**
Verdauungsenzyme, die Disaccharide in Monosaccharide aufspalten, etwa Laktase

**Duodenum**
Zwölffingerdarm, oberster Abschnitt des Dünndarms

**Fermentation**
Mikrobielle oder enzymatische Umwandlung organischer Stoffe, z. B. Umwandlung von Nahrungsteilen durch Bakterien

**Hashimoto-Thyreoiditis**
Autoimmunerkrankung der Schilddrüse mit einer Unterfunktion als Leitsymptom

**Ileum**
Krummdarm, unterster Abschnitt des Dünndarms

**Jejunum**
Leerdarm, mittlerer Abschnitt des Dünndarms

**Malabsorption**
Verminderte Aufnahme von Nahrungsbestandteilen aus dem Darm

**Meteorismus**
Übermäßige Ansammlung von Gas im Magen-Darm-Trakt

**Mikrobiom, Mikrobiota**
Gesamtheit aller den Menschen besiedelnder Mikroorganismen

**Migrierender motorischer Komplex, MMC**
Motorisches Aktivitätsmuster von Magen und Dünndarm, Reinigung im Nüchternzustand

**Obstipation**
Verstopfung

**Präbiotika**
Unverdauliche Inhaltsstoffe von Lebensmitteln (Ballaststoffe)

**Probiotika**
Zubereitungen, die lebensfähige Mikroorganismen enthalten, etwa Milchsäurebakterien

**Prokinetika**
Die gastrointestinale Motilität fördernde Medikamente

**Proximal**
zur Körpermitte hin, auf den Gastrointestinaltrakt bezogen

## Bücher, die weiterhelfen

### Aus dem GRÄFE UND UNZER VERLAG

*Schaenzler, Nicole; Beigel, Florian*
Superorgan Mikrobiom

*Schaenzler, Nicole; Kittler Martina*
Schnelle Rezepte für einen gesunden Darm

## Adressen, die weiterhelfen

DGV – Deutsche Gesellschaft für Gastroenterologie, Verdauungs- und Stoffwechselkrankheiten
*www.dgvs.de*

Dr. Allison Siebecker
Fundierte Informationen über SIBO und Behandlungsmöglichkeiten
*www.siboinfo.com*

Cedars-Sinai Medical Center
Pimentel Lab
Medizinisch assoziiertes Wissenschafts- und Technologieprogramm – MAST
*www.csmast.com*

Österreichische Gesellschaft für Gastroenterologie und Hepatologie (ÖGGH)
*www.oeggh.at*

Schweizerische Gesellschaft für Gastroenterologie (SGGSSG)
*www.sggssg.ch*

Zedern-Sinai-Diät (C-SD)/Low fermentation Diet/SIBO Diet
*www.siboinfo.com/uploads/5/4/8/4/5484269/low_fermentation_diet.pdf*

## Bezugsquelle für SIBO-Atemtests

biovis' Diagnostik
MVZ GmbH
*www.biovis.eu/de*

## Register

# MEHR ENERGIE, MEHR WOHLBEFINDEN!

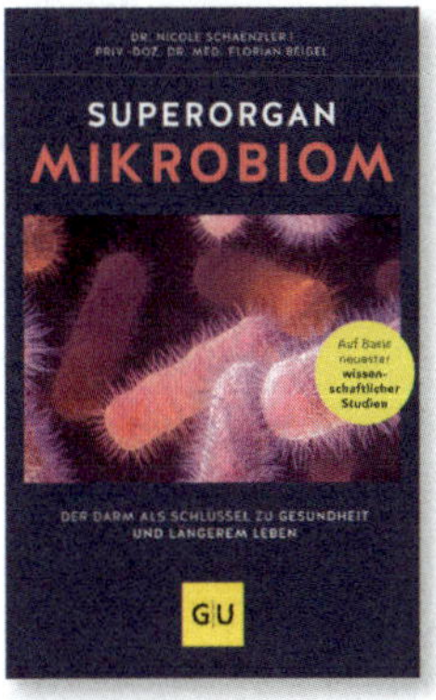

ISBN 978-3-8338-7363-8

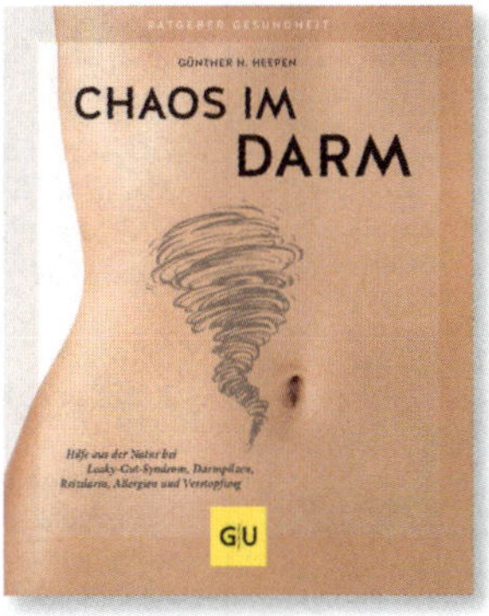

ISBN 978-3-8338-7620-2

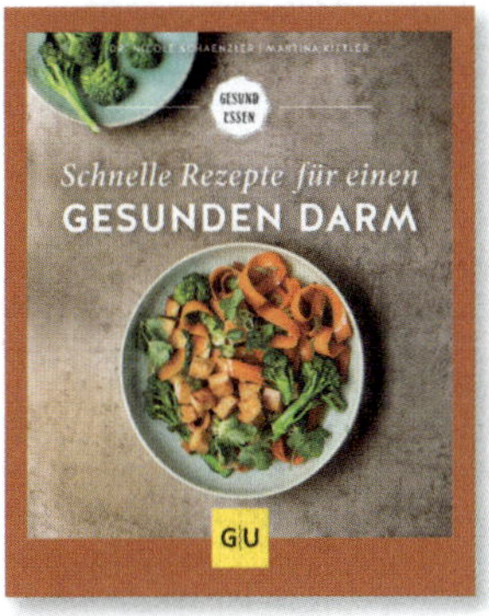

ISBN 978-3-8338-7740-7

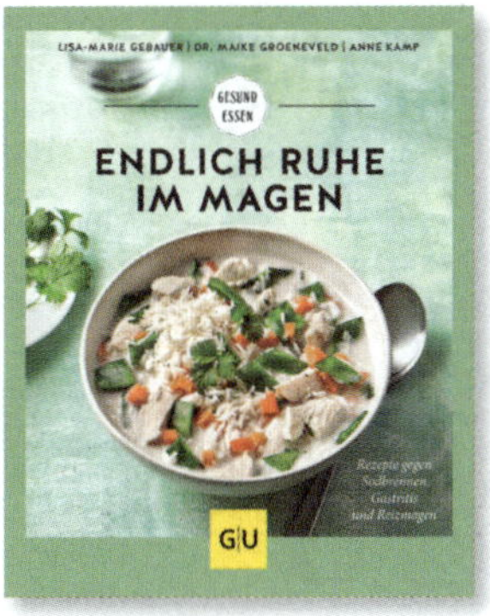

ISBN 978-3-8338-8419-1

Alle hier vorgestellten Bücher sind auch als eBook erhältlich.

G|U

Mehr von GU auf **www.gu.de** und **facebook.com/gu.verlag**

QUALITÄTS G|U GARANTIE

**LIEBE LESERINNEN UND LESER,**

wir wollen Ihnen mit diesem Buch Informationen und Anregungen geben, um Ihnen das Leben zu erleichtern oder Sie zu inspirieren, Neues auszuprobieren. Wir achten bei der Erstellung unserer Bücher auf Aktualität und stellen höchste Ansprüche an Inhalt und Gestaltung. Alle Anleitungen und Rezepte werden von unseren Autoren, jeweils Experten auf ihren Gebieten, gewissenhaft erstellt und von unseren Redakteur*innen mit größter Sorgfalt ausgewählt und geprüft.

Haben wir Ihre Erwartungen erfüllt? Sind Sie mit diesem Buch und seinen Inhalten zufrieden? Wir freuen uns auf Ihre Rückmeldung. Und wir freuen uns, wenn Sie diesen Titel weiterempfehlen, in Ihrem Freundeskreis oder bei Ihrem Online-Kauf.

Sollten wir Ihre Erwartungen so gar nicht erfüllt haben, tauschen wir Ihnen Ihr Buch jederzeit gegen ein gleichwertiges zum gleichen oder ähnlichen Thema um.

**KONTAKT ZUM LESERSERVICE**

GRÄFE UND UNZER VERLAG
Grillparzerstraße 12
81675 München
www.gu.de

GRÄFE UND UNZER

Ein Unternehmen der
GANSKE VERLAGSGRUPPE

## Impressum



G|U

GU ist eine eingetragene Marke der GRÄFE UND UNZER VERLAG GmbH, www.gu.de

ISBN 978-3-8338-8607-2
2. Auflage 2023



Projektleitung:
Barbara Fellenberg
Lektorat: Ulrike Geist
Bildredaktion:
Nele Schneidewind
Umschlaggestaltung und Layout: ki36 Editorial Design, München,
Sabine Skrobek
Herstellung: Renate Hutt
Satz:
Christopher Hammond
Reproduktion: Ludwig media, Zell am See
Druck und Bindung:
Livonia Print, Lettland

Die GU-Homepage finden Sie unter www.gu.de

### Umwelthinweis

Nachhaltigkeit ist uns sehr wichtig. Der Rohstoff Papier ist in der Buchproduktion hierfür von entscheidender Bedeutung. Daher ist dieses Buch auf PEFC-zertifiziertem Papier gedruckt. PEFC garantiert, dass ökologische, soziale und ökonomische Aspekte in der Verarbeitungskette unabhängig überwacht werden und lückenlos nachvollziehbar sind.

### Bildnachweis

Cover: Adobestock
Illustration, S. 32:
GU/Pia Bublies

Syndication:
www.seasons.agency

### Wichtiger Hinweis

Die Gedanken, Methoden und Anregungen in diesem Buch stellen die Meinung bzw. Erfahrung der Verfasserin dar. Sie wurden von der Autorin nach bestem Wissen erstellt und mit größtmöglicher Sorgfalt geprüft. Sie bieten jedoch keinen Ersatz für persönlichen kompetenten medizinischen Rat. Jede Leserin, jeder Leser ist für das eigene Tun und Lassen auch weiterhin selbst verantwortlich. Weder Autorin noch Verlag können für eventuelle Nachteile oder Schäden, die aus den im Buch gegebenen praktischen Hinweisen resultieren, eine Haftung übernehmen.